このシールをはがすと、SCID-5-SPQ およびSCID-5-PD(質問票)のPDFをダウンロードするためのIDとパスワードが記載されています。

↙ ここからはがしてください。

本PDFの利用ライセンスは、本書1冊につき1つ、個人所有者1名に対して与えられます。第三者へのIDとパスワードの提供・開示は固く禁じます。また図書館・図書施設など複数人の利用を前提とする場合には、本PDFを利用することはできません。

STRUCTURED CLINICAL INTERVIEW FOR DSM-5® PERSONALITY DISORDERS

Michael B. First, M.D.
Professor of Clinical Psychiatry, Columbia University, and Research Psychiatrist, Division of Clinical Phenomenology, New York State Psychiatric Institute, New York, New York

Janet B. W. Williams, Ph.D.
Professor Emerita of Clinical Psychiatric Social Work (in Psychiatry and in Neurology), Columbia University, and Research Scientist and Deputy Chief, Biometrics Research Department (Retired), New York State Psychiatric Institute, New York, New York ; and Senior Vice President of Global Science, MedAvante, Inc., Hamilton, New Jersey

Lorna Smith Benjamin, Ph.D.
Adjunct Professor of Psychiatry and Professor Emerita of Psychology, University of Utah, Salt Lake City, Utah

Robert L. Spitzer, M.D.
Professor Emeritus of Psychiatry, Columbia University, and Research Scientist and Chief, Biometrics Research Department (Retired), New York State Psychiatric Institute, New York, New York

SCID-5-PD
DSM-5®パーソナリティ障害のための構造化面接

監訳 髙橋三郎　滋賀医科大学・名誉教授
訳 大曽根彰　獨協医科大学精神神経医学講座・准教授

医学書院

> **謹告** 著者ら(訳注：原著者ら)は，出版の時点で，本書のすべての情報が正確であることと，精神科的および医療の一般的水準に一致することを保証するようにつとめた．また，薬剤量，薬剤投与計画および投与経路が出版時点で正確であり，米国食品医薬品局および一般医学会による基準と一致するようにつとめた．しかしながら，医学研究と医療技術は進歩し続けており，治療の水準は変化しうる．そのうえ，特定の治療に対する反応には，本書に含まれていない特定の状況が必要とされるかもしれない．これらの理由と，人的また機械的過ちが時として生じうるため，著者ら(訳注：原著者ら)は，本書の読者が，それぞれの治療あるいはそれぞれの家族の構成員の治療を直接担当している医師の助言に従うことを推奨する．
>
> 米国精神医学会出版局(American Psychiatric Association Publishing)により刊行された書籍は，個々の著者の知見，結論，および見解を表しており，必ずしも米国精神医学会出版局または米国精神医学会の方針や見解を表してはいない．

First Published in the United States by American Psychiatric Association Publishing, Arlington, VA. Copyright©2016. All rights reserved.
First Published in Japan by Igaku-Shoin Ltd. in Japanese. Igaku-Shoin Ltd. is the exclusive translation publisher of Structured Clinical Interview for DSM-5® Personality Disorders(SCID-5-PD), first edition,(Copyright©2016)and User's Guide to Structured Clinical Interview for DSM-5® Personality Disorders(SCID-5-PD), first edition(Copyright©2016) authored by Michael B. First, M. D., Janet B. W. Williams, Ph. D., Lorna Smith Benjamin, Ph. D., and Robert L. Spitzer, M. D. in Japanese for distribution Worldwide.
Permission for use of any material in the translated work must be authorized in writing by Igaku-Shoin Ltd.

本原書はバージニア州アーリントンにある米国精神医学会(American Psychiatric Association；APA)の出版局によって発行されたもので，本書の著作権は APA に帰属する．
また株式会社医学書院は Michael B. First, M. D., Janet B. W. Williams, Ph. D., Lorna Smith Benjamin, Ph. D., Robert L. Spitzer, M. D. 著 "Structured Clinical Interview for DSM-5® Personality Disorders(SCID-5-PD)" および "User's Guide to Structured Clinical Interview for DSM-5® Personality Disorders(SCID-5-PD)"(2017年 初版 発行，邦題：SCID-5-PD DSM-5 パーソナリティ障害のための構造化面接)の第一発行者であり，世界市場における独占的頒布権を有する．日本語版の内容を使用するためには，株式会社医学書院から書面による許諾を得なければならない．

The American Psychiatric Association played no role in the translation of this publication from English to the Japanese language and is not responsible for any errors, omissions, or other possible defect in the translation of the publication.

【免責事項】APA は，本書の日本語訳作成については関与していないため，日本語版 DSM-5®における誤字・脱字，その他起こりうる欠陥に関して責任は負いかねる．

SCID-5-PD─DSM-5 パーソナリティ障害のための構造化面接

発　行　2017年9月1日　第1版第1刷
著　者　MB ファースト・JBW ウィリアムズ・
　　　　LS ベンジャミン・RL スピッツァー
監訳者　髙橋三郎(たかはしさぶろう)
訳　者　大曽根 彰(おおそね あきら)
発行者　株式会社　医学書院
　　　　代表取締役　金原　優
　　　　〒113-8719　東京都文京区本郷 1-28-23
　　　　電話　03-3817-5600(社内案内)
印刷・製本　三美印刷

本書の複製権・翻訳権・上映権・譲渡権・貸与権・公衆送信権(送信可能化権を含む)は株式会社医学書院が保有します．

ISBN978-4-260-03211-7

本書を無断で複製する行為(複写，スキャン，デジタルデータ化など)は，「私的使用のための複製」など著作権法上の限られた例外を除き禁じられています．大学，病院，診療所，企業などにおいて，業務上使用する目的(診療，研究活動を含む)で上記の行為を行うことは，その使用範囲が内部的であっても，私的使用には該当せず，違法です．また私的使用に該当する場合であっても，代行業者等の第三者に依頼して上記の行為を行うことは違法となります．

JCOPY 〈出版者著作権管理機構　委託出版物〉

本書の無断複製は著作権法上での例外を除き禁じられています．複製される場合は，そのつど事前に，出版者著作権管理機構(電話 03-3513-6969，FAX 03-3513-6979，info@jcopy.or.jp)の許諾を得てください．

訳者の序

　今から15年前，不安症群の研究に没頭していた訳者は，当時DSM-IV診断でI軸と分類されていた不安症全般を理解するためには，併存するII軸と呼ばれていたパーソナリティ障害を理解しなくてはならないと感じ始めていた．海外の文献を読み進めていくうちに，SCID-IIという構造化面接法が存在することを知り，これをぜひ日本語化し活用したいと考え，当時訳者がパート勤務していた埼玉江南病院の院長であった髙橋三郎先生に申し出た．髙橋先生は快諾され医学書院に問い合わせて下さり，訳者が日本語訳を担当することが出来たという懐かしい思い出がある．

　その後，DSM-IVはDSM-IV-TR，そしてDSM-5へと進化を続けた．とりわけDSM-5では，精神医学におけるめざましい生物学的研究の発展を反映し，大幅な疾患分類の再編成が行われている．これに対し，DSMに準拠したパーソナリティ障害診断の構造化面接法であるSCID-IIはSCID-5-PDとなったが，内容に大きな変更はみられない．パーソナリティを特徴づける症状は，生物学的研究の知見とは疎遠な，人間学的考察によるものであることが大きな理由と考えられる．ただし，DSM-5では第III部の「新しい尺度とモデル」で，「パーソナリティ障害の代替DSM-5モデル」として，パーソナリティ障害群をパーソナリティ機能の障害および病的パーソナリティ特性によって評価しようとする試みも紹介されている．この研究方法では，従来ほとんど情報とならなかった「他の特定されるまたは特定不能のパーソナリティ障害」診断をすくい上げることができるが，従来からあるいくつかのパーソナリティ障害が抜けおちてしまい，いまだ開発途上と思われ，今後の課題も残されている．

　SCID-5-PDはパーソナリティ障害診断を下すにあたり「あり　または　なし」とカテゴリー的に，あるいはそれぞれのパーソナリティ障害診断項目に対する「0，1または2」の評価を合計し，これらの合計をディメンションとして取り扱うことで，ディメンション的にも用いることができる．SCID-5-PDでは，SCID-II時代から模索されていたディメンション的パーソナリティ障害診断がより明瞭にされている．すなわち，SCID-5-PD診断サマリースコアシートにおいてディメンション的プロファイル評価の合計の欄が設けられているのみならず，「もし基準があてはまっていない場合に，臨床的に意味のある特徴が存在するか？」という欄も新設され，前述した「他の特定されるまたは特定不能のパーソナリティ障害」診断を無駄にしない配慮もされている．

　このように，診断カテゴリーや診断項目に大きな変化はないものの，パーソナリティ障害診断の評価に関しては改良が加えられている．今後，パーソナリティ障害評価のゴールデンスタンダードといえるSCID-5-PDの日本語版が広く臨床で活用されることを願う．

2017年7月

獨協医科大学精神神経医学講座　大曽根彰

原書の序

謝辞

　我々は，SCID-5 研究版(SCID-5-RV)および SCID-5 臨床家版(SCID-5-CV)の共著者である Rhonda Karg に対し，DSM-5® パーソナリティ障害のための構造化面接(SCID-5-PD)の改訂に対する価値ある貢献に，また SCID-5-PD ユーザーズガイドの査読に対して感謝する．

　我々はまた，我々の研究助手であり，またコロンビア大学生物測定学部門の多芸な何でも屋の Desiree Caban による，SCID-5-PD の開発を可能にしてくれたたいへん貴重な援助のすべてに対して感謝する．

　最後に，SCID-5-PD の製作を援助してくれた米国精神医学会出版局の人々，すなわち，編集長の Robert E. Hales, M. D.，出版局社長の Rebecca Rinehart，出版局副社長の John McDuffie, Susan Westrate 出版部長に，すべての要素の注意深い植字と表紙および書籍の装丁に対して感謝したい．またとりわけ，上席開発編集者の Ann. M. Eng は，彼女の几帳面で思慮深い編集で，この複雑な道具の様々な細部の切れ目ない組み合わせについて確認することを助けてくれたことに感謝したい．

引用と追加の著作権の告知

　引用について：First MB, Williams JBW, Benjamin LS, Spitzer RL：*User's Guide for the Structured Clinical Interview for DSM-5 Personality Disorders*(SCID-5-PD)．Arlington, VA, American Psychiatric Association, 2016

　DSM-5® パーソナリティ障害のための構造化面接(SCID-5-PD)は，DSM-5® スクリーニングパーソナリティ質問票のための構造化面接(SCID-5-SPQ)を含む．SCID-5-PD ユーザーズガイドも利用可能である．米国精神医学会出版局からの書面により，あるいは法律により，免許により，あるいは適切な複製権組織により合意された用語により明白に許諾されたものとして許諾をえることなく，これらの出版物のいかなる部分も写真複写，複製，情報検索システムでの保管，あるいはいかなる形態や方法でも伝えられてはならない．上記の範囲外についての複製を含めてすべての照会は，米国精神医学会出版局の権利部門，1000 Wilson Blvd., Suite 1825, Arlington, VA 22209 または http://www.appi.org/permissions 宛オンライン許諾形態を通して送っていただきたい．さらなる情報は，www.appi.org の SCID のページを見ていただきたい．

　DSM-5® 診断基準は，米国精神医学会の許諾，すなわち「精神疾患の診断・統計マニュアル第 5 版．Arlington VA, American Psychiatric Association, 2013. Copyright©2013 American Psychiatric Association．許可のもと使用」があれば複製あるいは翻案できる．

米国精神医学会（APA）により書面による許諾なしには，DSM-5® 基準のいかなる部分も複製できず，APA の著作権と一致しない方法では使用できない．この禁止事項は，電子的な適用を含み，いかなる形態での許諾のない使用あるいは複製に対しても適用される．DSM-5® 基準に対する複製許諾に関する書状は米国精神医学会出版局の DSM 許諾（1000 Wilson Boulevard, Suite 1825, Arlington, VA 22209-3901）宛に書いていただきたい．

付録の症例は Spitzer RL, Gibbon M, Skodol AE, Williams JBW, First MB の *DSM-IV-TR Casebook*「*A Learning Companion to the Diagnostic and Statistical Manual of Mental Disorders, Fourth Edition.* Arlington, VA, American Psychiatric Publishing, 2002. Copyright©2002. 許諾をえて使用」から許諾をえて翻案している．

著者註（訳注：原著者）：SCID-5-PD で記載されているいくつかの情報は，以下の雑誌から一部許諾をえて翻案された．First MB, Spitzer RL, Gibbon M, Williams JBW："The Structured Clinical Interview for DSM-III-R Personality Disorders（SCID-II），Part I：Description."*Journal of Personality Disorders* 9：2, June 1995.

開示

以下の著者らは，原稿の提出から 12 か月以内に受け取り，この本での出版の仕事に関連した利益相反を表しうる支援のすべての種類を公表した．次の通りである．

Lorna Smith Benjamin, Ph.D. は Utah 大学が所有する「Structural Analysis of Social Behavior（SASB）models, questionnaires, and software」の著者である．彼女は「*Interpersonal Diagnosis and Treatment of Personality Disorders*, New York, Guilford Press, 1933, 1996, 2003.」および「*Interpersonal Reconstructive Therapy*, New York, Guilford Press, 2003, 2006.」の著者である．

Janet B.W.Williams, Ph.D. は薬事業務会社である Global Science, MedAvante, Inc. の上席副社長として常勤で働いている．

次の著者は，この仕事で報告すべき利益相反はない．Michael B.First, M.D.；Robert L.Spitzer, M.D.

目次

SCID-5-PD ユーザーズガイド

1. はじめに 3
2. 歴史 3
3. SCID-5-PD の特徴 4
   3.1　適用範囲 4
   3.2　診断サマリースコアシート 4
   3.3　基本構造 4
   3.4　スクリーニングパーソナリティ質問票（SCID-5-SPQ） 6
   3.5　DSM-5 からの変更 6
4. SCID-5-PD を施行する 7
   4.1　情報源 7
   4.2　SCID-5-PD 面接の質問 7
   4.3　太字の言葉を伴った質問面接 8
   4.4　基準項目の評価 8
   4.5　他の特定されるパーソナリティ障害の評価 12
   4.6　SCID-5-SPQ を用いた SCID-5-PD の使用 13
   4.7　SCID-5-SPQ を用いない SCID-5-PD の使用 14
5. 項目ごとの SCID-5-PD の注釈 15
   5.1　回避性パーソナリティ障害 15
   5.2　依存性パーソナリティ障害 17
   5.3　強迫性パーソナリティ障害 19
   5.4　猜疑性パーソナリティ障害 22
   5.5　統合失調型パーソナリティ障害 24
   5.6　シゾイドパーソナリティ障害 28
   5.7　演技性パーソナリティ障害 30
   5.8　自己愛性パーソナリティ障害 31
   5.9　境界性パーソナリティ障害 34
   5.10 反社会性パーソナリティ障害 37
6. 練習 42

7. 信頼性と妥当性	43
7.1　SCID-5-PD の信頼性	43
7.2　SCID-II の妥当性	45
7.3　SCID-II 患者質問票の精神測定上の特性	45
8. 文献	45
9. 付録：SCID-5-SPQ および SCID-5-PD の症例	47

SCID-5-SPQ

SCID-5-PD

■質問票のダウンロードについて

　本書内のスクリーニングパーソナリティ質問票（SCID-5-SPQ）および評価者質問票（SCID-5-PD）は，弊社 Web サイトにて PDF を配信しています．見返しに記載されている ID とパスワードをご用意のうえ，下記 URL にアクセスしてダウンロードしてください．
　URL：http://www.igaku-shoin.co.jp/prd/03211/

［ご注意］
・ダウンロードする際の通信料は読者の方のご負担となります．
・本ファイルは予告なしに変更，修正，配信を停止することがあります．
・本ファイルはユーザーサポートの対象外です．

USER'S GUIDE FOR THE STRUCTURED CLINICAL INTERVIEW
FOR DSM-5® PERSONALITY DISORDERS

Michael B. First, M.D.
Janet B. W. Williams, Ph.D.
Lorna Smith Benjamin, Ph.D.
Robert L. Spitzer, M.D.

SCID-5-PD
ユーザーズガイド

DSM-5® スクリーニングパーソナリティ質問票のための
構造化面接（SCID-5-SPQ）の説明も含む

監訳　髙橋三郎
訳　　大曽根彰

医学書院

SCID-5-PD—DSM-5 パーソナリティ障害のための構造化面接
SCID-5-PD ユーザーズガイド
日本語版Ⓒ 2017　医学書院

本書を無断で複製する行為(複写,スキャン,デジタルデータ化など)は,「私的使用のための複製」など著作権法上の限られた例外を除き禁じられています.大学,病院,診療所,企業などにおいて,業務上使用する目的(診療,研究活動を含む)で上記の行為を行うことは,その使用範囲が内部的であっても,私的使用には該当せず,違法です.また私的使用に該当する場合であっても,代行業者等の第三者に依頼して上記の行為を行うことは違法となります.

JCOPY 〈出版者著作権管理機構　委託出版物〉
本書の無断複製は著作権法上での例外を除き禁じられています.複製される場合は,そのつど事前に,出版者著作権管理機構(電話 03-3513-6969,FAX 03-3513-6979,info@jcopy.or.jp)の許諾を得てください.

1. はじめに

DSM-5パーソナリティ障害のための構造化面接（the Structured Clinical Interview for DSM-5 Personality Disorders；SCID-5-PD）は，A群，B群およびC群の10のパーソナリティ障害を評価するための半構造化面接である．SCID-5-PDは以前，DSM-IV II軸パーソナリティ障害のための構造化面接（SCID-II，下記の「2．歴史」を参照）と呼ばれていた．SCID-5-PDはパーソナリティ障害診断を下すのに使用でき，「あり または なし」とカテゴリー的に，またはそれぞれのパーソナリティ障害診断に対する「0，1 または 2」の評価を合計し，これらの合計をディメンションとして取り扱うことで，ディメンション的にも使用することができる．

SCID-5-PDはSCID-II同様，いくつか異なった種類の研究でも使用できる．他の精神疾患（例：Casadio et al. 2014；Mudler et al. 2010；Odlaug et al. 2012；Williams et al. 2010）や身体疾患（例：Calderone et al. 2015；Uguz et al. 2008）と共存するパーソナリティ障害の形式を調査するためにも使用されてきた．他の研究では特定のパーソナリティ障害（例：反社会性パーソナリティ障害，境界性パーソナリティ障害）を伴う研究対象群を選択するために用いられてきた（例：Edens et al. 2015；Gremaud-Heitz et al. 2014；Martín-Blanco et al. 2014）．さらに，他の研究では基礎にあるパーソナリティ病理の構造を調査するために（例：Sharp et al. 2015），またパーソナリティ障害に関する他の評価方法と比較するために使用されてきた（例：Huprich et al. 2015；Rojas et al. 2014）．

2. 歴史

SCID-5-PDの原型は，DSM-IIIのための構造化された臨床面接（SCID）の初期の開発段階にさかのぼることができ，それは1984年版のSCIDの中でMcLean病院のJeffrey Jonas, M. D. により開発されたパーソナリティ障害についての単位（部分）を含んでいた．1985年，この単位が長すぎること，パーソナリティ障害に関する関心が高まってきたこと，パーソナリティ特徴に関する特別な評価が要求されていることなど，いくつかの理由で，このパーソナリティの単位だけが独立した質問票（SCID-IIと呼ばれた）に再編成された．1986年，SCID-IIはDSM-III-R用に改訂され，スクリーニングのための人格質問票（the SCID-II-PQ）という新しい手段が組み込まれた．SCID-IIの信頼性を確立するための臨床施行が終了したあと（First et al. 1995），SCIDの一部としてDSM-III-Rパーソナリティ障害のSCID-II最終版（Spitzer et al. 1990）が米国精神医学会出版局から出版された．DSM-IV（米国精神医学会1994）が出版されたあと，SCID-II改訂の作業が開始された．Lorna Benjamin, Ph. D. の援助で，被検者の内的体験をよりよく反映するようにSCID-IIの質問の多数について言い回しの変更が行われた．DSM-IV用のSCID-II（First et al. 1997）の最終版が，米国精神医学会出版局から出版された．

2013年にDSM-5が出版されたあと，SCID-IIの改訂作業が開始され，SCID-IIはSCID-5-PDと新たに名づけられ，DSM-5で多軸システムが削除されていることから，パーソナリティ障害がもはやII軸に記載されていないという事実を反映している．DSM-IVのパーソナリティ障害の基準はDSM-5ではまったく変更されていないが，SCID-5-PD面接の質問のすべては確認の視点で審査され，質問の言い回しが診断基準に具体化された概念をとらえるために最適化され，その結果多くの言い回しが変更されている．さらに，DSM-5の研究用のカテゴリーから除外されたことから，DSM-IVの研究用のカテゴリーである受動攻撃性人格障害（拒絶性人格障害）と抑うつ性人格障害の評価はSCID-5-PDから削除された．

3. SCID-5-PD の特徴

3.1 適用範囲

SCID-5-PD は 10 の DSM-5 パーソナリティ障害（A 群，B 群，および C 群）すべてのみならず，他の特定されるパーソナリティ障害も包含する．本来は，すべての SCID-5-PD が施行されるものであるが，臨床家や研究者が，特別に興味のあるパーソナリティ障害に関する部分のみを施行することも可能である．

3.2 診断サマリースコアシート

SCID-5-PD 診断サマリースコアシートは使用しやすくするために，SCID-5-PD の冒頭におかれている．面接者が 10 の DSM-5 パーソナリティ障害に加え，他の特定されるパーソナリティ障害のそれぞれの結果を要約して，診断サマリースコアシートを完成させて初めて SCID-5-PD の結論が下される．それぞれのパーソナリティ障害に対して，面接者はまず「カテゴリー的基準があてはまっているか？」と書かれた欄の下に，カテゴリー的閾値があてはまっているか否かを示す（例：回避性パーソナリティ障害では，少なくとも 7 つの基準のうち 4 つ）．もしカテゴリー的基準が特定の障害にあてはまっていなければ，面接者はなお「もし基準があてはまっていない場合に，臨床的に意味のある特徴が存在するか？」と書かれた欄の下に，その障害の臨床的に意味のある閾値以下の特徴の存在を示すことができる．

SCID-5-PD は，評価に対する適切な番号に○をつけてそれぞれのスコアを合計することにより，DSM-5 パーソナリティ障害のそれぞれのディメンション評価をする規定も含んでいる．これは DSM-5 パーソナリティ障害分類の公式な特徴ではないが，このような方法でカテゴリー的障害をディメンション化する考えは，カテゴリー的分類への潜在的に有用な追加であるとして研究者により提案されてきた方法である（例：Oldham and Skodol 2000）．評価者は（「0」「1」および「2」の）評価のすべてを合計して，それぞれの障害に対してその基準の閾値および閾値以下の両方を反映している障害について，ディメンションスコアをつくり出す．それぞれのパーソナリティ障害に対するもっとも高いディメンションスコアは，基準の総数の倍であることに注意すること．なぜなら「0」「1」および「2」のスコアはパーソナリティ障害の項目のすべてにわたり合計されるからである．基準の総数はそれぞれの障害により異なるので，スコアの占める広がりにも変異があり，その結果，同等の重症度のレベルは，障害をディメンション的に示す値により大小の序列がある．

2 つ以上のパーソナリティ障害の基準があてはまる状況はよくみられるが，評価者はスコアシートの下欄に，（スコアシートのそれぞれの診断の左に位置している）ICD-10 CM コードを記載することにより，「パーソナリティ障害の主診断」（すなわち，臨床的関与の主な対象である，または対象となるべきパーソナリティ障害）を示すよう指示される．

3.3 基本構造

SCID-5-PD の基本構造は，非パーソナリティ障害〔例：SCID-5 研究版 Research Version（SCID-5-RV）および SCID-5 臨床家版 Clinician Version（SCID-5-CV）〕を包含する他の SCID-5 面接と似ている．SCID-5-PD は臨床面接の形をとり，個々のパーソナリティ障害基準の評価を下すのに有用な，被検者に関する背景的情報を記録する包括的な質問から始まる．SCID-5-PD の包括的な質問は 2 つの部分からなる．

・第一部は「全般的な包括的な質問」と名づけられ，基本的な人口動態学的データ（例：年齢，婚姻歴，住居状況），教育歴および就労歴，法制度との関連歴，さらに最後に，現在および過

去の精神病理のあった期間の簡潔なまとめを収集することで始まる．SCID-5-PD はしばしば，それ以前に行われる SCID-5-RV または SCID-5-CV に引き続き施行される．SCID-5-PD が SCID-5-RV（または SCID-5-CV）のあとに施行されるときには，全般的な包括的な質問は省略することができる．それは，SCID-5-PD がより多くの細目を包含しており，SCID-5-RV や SCID-5-CV の包括的な質問部分と同じ情報を包含しているからである．どちらにしても面接者は，その期間に起こりえたうつ病のエピソードのような，境界のはっきりした他の精神疾患の期間があったかどうかを決めることは重要である．

・ 包括的な質問の第二部は「パーソナリティ障害評価のための包括的な質問」と名づけられ，被検者の日常の行動や対人関係の特性を記述することを目的とし，また被検者の自己を見直す能力に関する情報をも提供する．包括的な質問は次のような言葉で始まる．「これから，あなたがどのような人柄なのか，つまりあなたがいつもどのように感じたりふるまったりしているかについて質問をします」．この言葉のあと，全般的なパーソナリティ特徴を評価するために，自由回答式の質問が続く（例：「自分自身をどのような人間だと考えていますか？」「満足のいく対人関係，仕事上の実現，または親友など，人生で欲しかったものをどの程度手に入れたと思いますか？」「自分の性格を変えられるとしたら，どのように変わりたいですか？」）．もし（非パーソナリティ障害のための SCID 面接，あるいは全般的な包括的な質問のあいだに決められるような）現在および過去の精神病理学的な期間があったとしたら，面接者は被検者がSCID-5-PD の質問に答えているときには，精神医学的疾患が存在しない時期のことを考えるように指示する．

包括的な質問部分のあとに，面接者は 10 の特定のパーソナリティ障害のそれぞれの DSM-5 の基準を評価する質問に進む．すなわち，回避性パーソナリティ障害，依存性パーソナリティ障害，強迫性パーソナリティ障害，猜疑性パーソナリティ障害，統合失調型パーソナリティ障害，シゾイドパーソナリティ障害，演技性パーソナリティ障害，自己愛性パーソナリティ障害，境界性パーソナリティ障害，および反社会性パーソナリティ障害である．SCID-5-PD の順は，被検者とのラポールを良くするため，DSM-5 の順とは異なっている．このため，SCID-5-PD は「奇妙，または風変わりな」特徴の A 群（猜疑性，シゾイド，統合失調型パーソナリティ障害）のための質問からは始まらず，「不安，または恐怖の」C 群（回避性，依存性，強迫性パーソナリティ障害）から始まる．さらに「劇的，情緒的，または突飛な」B 群の反社会性パーソナリティ障害の評価は，情報の潜在的な否定的影響を考慮し，最後に残されている．最後に，SCID-5-PD は特定の障害の基準をいずれも完全には満たさないが，臨床的に意味のある機能障害を引き起こす，いくつかのパーソナリティ障害に由来する特徴が存在する場合のために，他の特定されるパーソナリティ障害の診断を下すための機会で締めくくられている．

SCID-5-RV および SCID-5-CV の面接配置を反映し，SCID-5-PD の DSM-5 パーソナリティ障害のそれぞれの評価には 3 つの欄がある．SCID-5-PD のそれぞれのページの左の欄は SCID-5-PD 面接の質問と面接者への指示からなっている．面接者の質問と関連する DSM-5 の診断基準はページ中央の灰色の欄にある．それぞれのページの右の欄は基準の評価のためのコードを含んでいる．すなわち，「？」は不十分な情報，「0」はない，「1」は閾値以下，および「2」は閾値〔「2」と評価する場合に考慮するべき要因の検討のための「4.4 基準項目の評価」（8 頁）を参照のこと〕である．（SCID-5-RV および SCID-5-CV と同様に）評価が，中央の欄にある DSM-5 の診断基準にあてはまっているか否かに関する面接者の判断を反映していて，基準に対する面接者の質問への被検者の答えではないことは強調されるべきである．被検

者は面接者の質問に「はい」と答えることはよくあるが，（その後の質問のあとの）面接者の臨床判断はその基準が「0」か「1」とされるべきかとなろう．

SCID-5-PDの中央の灰色の欄で，DSM-5の診断基準はところどころ括弧の中に「注」を含む．これはDSM-5の基準でも含まれているような注を反映したものである．潜在的な偽陽性を減らすために，括弧に囲まれた他の注がSCID-5-PDに加えられている．例えば，依存性パーソナリティ障害の基準5（「他人からの世話および支えをえるために，不快なことまで自分から進んでするほどやりすぎてしまう」）の下には，（注：仕事上の昇進など，人に好かれること以外の目標に到達しようという行動を含めないこと）と面接者へ忠告がある．

SCID-5-PDのもっとも右の欄は，連続した番号がついた分野コードで，SCID-5-PDにおけるそれぞれの評価単位に対応した1つを含んでいる．その分野コードの主な目的は，SCID-5-PDのデータ項目に関する標準的な方法を示し，SCID-5-PDについての異なった研究の結果の比較を容易にすることであるが，これらの分野コードはSCID-5-PDの指導においても有用であって，評価の考察で個々の評価された項目に関連する．

3.4 スクリーニングパーソナリティ質問票（SCID-5-SPQ）

SCID-5-PDの1つの特徴は，臨床家がこの道具全体を施行する時間を短縮するスクリーニングの道具として，自己記入式パーソナリティ質問票を利用できることである．被検者がSCID-5-SPQを回答するには，通常20分かかる．その後，SCID-5-PDの面接が施行され，臨床家は肯定的にスクリーニングされた項目（「はい」と答えた）に関してのみ質問すれば良い．SCID-5-SPQのある項目に「いいえ」と答えた被検者は，面接者が声を出して読み上げても，その質問には「いいえ」と答えるだろうという仮定である．

SCID-5-SPQは，第8学年（訳注：中学2年）またはそれ以上の読解レベル（Flesch-Kincaid方式で定義される）が必要とされる．SCID-5-SPQの106の質問のそれぞれが，SCID-5-PDの面接導入に対応している（この2つの道具の左の欄の番号が対応している）．例えば，SCID-5-SPQの質問78は「あなたが本当に大事にしている人との関係は，極端に良かったり悪かったりすることが何度もありますか？」である．これは境界性パーソナリティ障害の2番目の基準に対する最初の質問78に対応している．ほとんどの場合，SCID-5-SPQの項目は，それに相当するSCID-5-PDの診断基準よりかなり低い閾値を用意して「はい」と答えるように設定してある．例えば，SCID-5-SPQの質問52は「あなたは人の注目の的になることが好きですか？」である．多数の人はこの質問に「はい」と○をつけるだろうが，SCID-5-PDの続きの面接で，「自分が注目の的になっていない状況では楽しくない」という基準はあてはまらないだろう．言い換えると，SCID-5-SPQは意図的に高い確率で偽陽性をスクリーニングする装置として機能する．SCID-5-SPQへの反応がどうであろうと，面接者はSCID-5-PD面接中に証拠がえられた項目を調査するよう推奨されるので，偽陰性は少ししか生じないとも期待される（例：面接中に懐疑的にふるまう被検者に対して，面接者はたとえ被検者がSCID-5-SPQに「いいえ」と答えたとしても，猜疑心に関して質問する）．SCID-5-SPQは意図的に高い確率で偽陽性を示すようにしてあるので，おおよそのスクリーニング装置として使用する目的以外で，独立した道具として使用することは推奨しない．

3.5 DSM-5からの変更

編集上の理由から我々は，これらの診断的構成を他の文章からはっきりと引き立たせるために，障害の名称を大文字で書くDSM-IVからの慣例を保持した（訳注：日本語版では通常の書体）．同様の理由で我々は，「他の医学的疾患（another medical condition）」というDSM-5用語を使用す

るよりも，疾病の国際分類(ICD)において精神障害の章の外におかれている医学的疾患を参考にして，DSM-IVの「一般の医学的疾患(general medical condition；GMC)」という用語をSCID-5の使用法解説を通して保持することも決めた．しかし，DSM-5の診断基準の中でみられるときには，「他の医学的疾患」を使用することを保持した．

4. SCID-5-PDを施行する

4.1 情報源

　一般的に，SCID-5-PD面接の被検者が唯一の情報源である．しかし，面接者は評価を下すにあたり，現在あるいは以前の治療者や家族，他の情報提供者からの利用可能なすべての情報源を用いるべきである．被検者はパーソナリティの病理を過小申告する傾向があるので，パーソナリティの評価においては，補助的な情報が特に重要である．この目的で特別に意図されたものではないが，SCID-5-PDは被検者に関する情報提供者にも適用される(例：治療者，家族，親密な友人)．矛盾する情報が引き出された場合，情報提供者と被検者のどちらが信頼できる内容をもたらしたかを決定するのに，面接者は自身の臨床的判断を用いなければならない．

4.2 SCID-5-PD面接の質問

　SCID-5-PD面接の質問の前にある番号は自己記入式SCID-5-SPQにも同じ番号の質問が含まれていることを示している〔SCID-5-SPQを用いたSCID-5-PDの使用法の考察のための「3.4 スクリーニングパーソナリティ質問票(SCID-5-SPQ)」(6頁)を参照のこと〕．SCID-5-SPQの目的は，質問が「いいえ」と答えられ，面接中に被検者の行動からその項目が存在するかもしれないと示唆する兆候がない場合，SCID-5-PDの面接中に面接者がパーソナリティ障害の基準の評価を省略でき

ることであり，SCID-5-SPQの質問は，その感度を最大化して偽陰性のリスクを最小化するため，過度に報告することを推奨するようかなり大きく広げて書かれている．したがって，SCID-5-PDの付加的な追加質問(それは通常，明確な追加情報や説明に役立つ実例を提供するよう被検者に求めることを含む)は，パーソナリティ障害の基準が，実際に閾値レベルまたは重症度に関して，あてはまっているかどうかを決めるために必要である．例えば，SCID-5-PD面接の最初の質問(SCID-5-PDおよびSCID-5-SPQの左の欄にある1番)は，被検者が多くの人と関わり合いをもたなければならない仕事や課題を避けたことがあるかどうかを聞いている．なぜなら，実際のDSM-5の基準は，その人が批判，非難，または拒絶に対する恐怖のために，重要な対人接触のある職業的活動を避けていることを要求しているため，まずその仕事や課題が本当に重要な対人接触であるかどうかを決めるために追加質問をし(「いくつか例をあげてください」)，その後，なぜその人がこれらの活動を避けているのかを決める必要がある．すなわち，「それらの**仕事や課題**を避けた理由は何だったのですか？(人の中にいることが好きでなかったり，あるいは批判されたり，拒絶されることが恐いからですか？)」．

　ほとんどのパーソナリティ障害の基準には，それぞれの基準に対応して，左に番号のついたSCID-5-PD面接の質問が1つだけある．しかし，いくつかの基準，とりわけ面接形式での評価が困難であるような基準(例：境界性パーソナリティ障害における同一性の混乱，分野コードPD77)では，その基準の異なった側面を扱う質問がいくつかある(例：質問79-82)．そのような場合，面接者はその基準が「2」と評価されるべきか否かを決めるのに十分な情報を集めるため，これらの質問をできるだけ多くするべきである．例えば，統合失調型パーソナリティ障害に関する基準1(すなわち「関係念慮」，分野コードPD36)を評価するために3つの質問(質問33-35)が用意されている．もし被検者が，最初の質問(質問33「あなた

は外出して人々の中にいて，他人が話をしているのを見ると，自分のことを話しているように感じることがよくありますか？」）に対して関係思考であると十分確信できる例を言ったなら，他の2つの質問（質問34と35）をする必要はない．しかし，質問33に対する答えが否定的なら（あるいはその例が面接者により「2」の評価水準にあてはまるには不十分であると考えられたら），質問33に加えて質問34と35をしなければならない．

括弧で囲まれていないSCID-5-PDの質問は，言葉通りにすべての被検者にしなければならない．反応を明らかにする必要がある場合には括弧つきの質問をしなければならないが，面接者がすでに，括弧つきの質問に対する答えを知っているか，または基準を「2」と評価するのに十分な情報をもっていれば，省略することができる．例えば，強迫性パーソナリティ障害の評価では，基準7（「自分のためにも他人のためにもけちなお金の使い方をする．お金は将来の破局に備えて貯めこんでおくべきものと思っている」）に続き，被検者に自分や他人のためにお金を使いたくないかどうかの最初の質問（質問22，分野コードPD24）をし，面接者は被検者に「なぜですか？」と聞くよう指示される．もし，なぜお金を使いたくないのかに対する被検者の説明が，将来の破局に対する防御手段としてお金を貯めることを望むより，違った動機づけを示唆しているなら，これに続く括弧つきの質問（「お金が本当に必要になる将来，お金が十分にないのを心配するからですか？ 何のためにお金が必要になるのでしょうか？」）をする．質問が括弧の中に入れられているという事実は，その質問が情報を引き出そうとするが，あまり重要ではないという意味ではない．多くの場合，括弧つきの質問はそれ以前の質問ですでに明らかにされている可能性のある情報であるということを反映している．

ほとんどの項目に対し，面接者は被検者に，その基準の評価を支持する思考，情動，および行動についての特別な詳細を提供するように質問するべきである．この情報は，面接者の評価を正しいとする情報を記載しておくよう，SCID-5-PDに記録するべきである．面接者は被検者以外（例：病歴，特定の情報提供者）の情報源からえられた情報を明確に分けるようにしておくべきである．

4.3 太字の言葉を伴った質問面接

SCID-5-PDのいくつかの質問は，太字の言い回しを含んでいる．例えば，「**仕事や課題**」「**精神病性障害の症状**」「**反社会的行為**」「**配偶者やパートナーを含む**」．この約束は，通常その人自身の言葉で，面接者が質問を修正してこれらの太字で示されたところに，被検者または情報提供者から示された特定の情報を挿入できることを示している．例えば，反社会性パーソナリティ障害の基準A7の評価の最初の質問（「良心の呵責の欠如」，分野コードPD108）は，「**反社会的行為**についてどのように感じていますか？」である．この場合，面接者は，その直前にきいた反社会性パーソナリティ障害の基準Aの6つの項目を評価する過程で，被検者がしていたと認めた実際の反社会的行為と置き換える（例：「あなたは兄弟からお金を盗んだり，小切手を偽造したり，またコカインでハイになっているときに兄弟の車をめちゃくちゃにしたらどう感じますか？」）．

4.4 基準項目の評価

DSM-5パーソナリティ障害の基準は，診断として数えられるために十分なレベルの重症度，持続性，および広汎性があった内的体験や行動の様式を要求している．個々のパーソナリティ障害の基準に対して，SCID-5-PDは4つの可能性のある評価を提供している．すなわち，「？」は不十分な情報，「0」はない，「1」は閾値以下，および「2」は閾値である．

？は，基準を「0」「1」または「2」のいずれかと評価するには不十分な情報

「？」の評価は，被検者がSCID-5-PDの質問に

「はい」と答えるが，実例を思い出せないときのような，基準に対して決定的な評価には不十分な情報しかないような，かなりまれな状況に対して取っておくべきものである．例えば，自己愛性パーソナリティ障害の基準1（「自分が重要であるという誇大な感覚」，分野コードPD65）の評価において，被検者が質問61（「あなたは自分のことを高く思い込みすぎていると人に言われますか？」）に対して「はい」と答えるが，このようなことが起こった実際の例をまったく思い出せないと言う．情報提供者からの付加的な情報があるまでは，評価に関しての不確実さを示すために，「？」の評価も一時的に与えられるかもしれない．

0は，ない

基準に記載された内的体験または行動の様式が明らかにない場合に，「0」の評価が下される．

1は，閾値以下

基準に記載された内的体験または行動の様式は存在するが，重症度，持続性，または広汎性に関して診断閾値を下まわるときに「1」の評価が下される（以下の「2」の評価のためのガイドラインを参照）．例えば，境界性パーソナリティ障害の基準1（「現実に，または想像の中で，見捨てられることを避けようとするなりふりかまわない努力」，分野コードPD75）の評価に，SCID-5-PDの質問77（「あなたは本当に大事にしていた人が去ってしまうことを考えて，ひどく取り乱したことがありますか？」）に「はい」と答え，以前のボーイフレンドに「行かないで」と懇願したと述べるが，過去のいくつかの対人関係でのみあり，他の対人関係ではなかったと報告した被検者に対しては「1」の評価が適切であろう．

2は，閾値

基準に記載された内的体験または行動の様式が，閾値または病理学的レベルの重症度で存在するときに「2」の評価が下される．閾値（「2」）と閾値以下（「1」）の評価の違いを容易にするため，SCID-5-PDの中央の欄のそれぞれの基準の下に，「2」の評価を下すための特別なガイドラインがある．さらに，「2」の評価に対する基準に特異的なガイドラインに加えて，全般的なパーソナリティ障害（DSM-5，マニュアル原書646-647頁，同訳書636-637頁，手引訳書301頁，SCID-5-PDの「「2」と評価するとき考慮するべき全般的パーソナリティ障害の基準7-8頁」の部にまとめられている）の以下の各基準はここでは付加的に記述されているが，特定のパーソナリティ障害が「2」と評価されるのに十分かどうかを決定する場合に考慮されるべきである．

「2」と評価するとき考慮するべき全般的パーソナリティ障害の基準

A．その人の属する文化から期待されるものより著しく偏った，内的体験および行動の持続的様式．

すべてのパーソナリティ傾向は1本の連続線上に位置している．この全般的基準は，パーソナリティ障害のある基準が「2」の評価にあたるためには，その定義によって，この連続線上のもっとも端に位置していなければならないという事実を強調するものである．例えば，見知らぬ人に対する社交不安は，ほとんどすべての人に程度の差こそあれ存在するが，統合失調型パーソナリティ障害の基準9（「過剰な社交不安があり，それは慣れによって軽減せず，また自己卑下的な判断よりも妄想的恐怖を伴う傾向がある」，分野コードPD44）は，他人と知り合いしばらくしても不安が持続し，その不安は他人の行動に関して猜疑心と関連しているとその人が認めた場合にのみ「2」と評価されるべきである．さらに，パーソナリティ機能における個人の障害は，少なくともその一部は，個人のパーソナリティの表現とその人の文化環境からの期待とのあいだの衝突に由来するかもしれないという事実を，この全般的基準は強調している．以下の追加質問は被検者の内的体験および行動が著しく文化的規範から偏っているか否かを決める手助けになるかもしれない．

4. SCID-5-PDを施行する

- それはどのようなことですか？
- いくつか例をあげてください．
- あなたが知っているほとんどの人より，そうだと思いますか？

B. その持続的様式は，柔軟性がなく，個人的および社会的状況の幅広い範囲に広がっている．

「2」の評価を正しいものとするためには，行動，認知，あるいは感情に柔軟性がなく，それが広範囲に及んでいるという確証がなければならない．パーソナリティ傾向に柔軟性がないというこの特質は，ほとんどの状況においていつも，そのような様式を示すであろう．そのため面接者は，その傾向がパーソナリティ機能のすべて（またはほとんど）の領域に広範な影響をもち，1つだけの対人関係，状況，役割に限定していないという確証を探すべきである．もし被検者の行動，認知，あるいは感情が，ある1人の人にのみ生じて，他の大多数の人には生じない場合（例：特定の上司に対してのみ生じ，すべての管理者に対して生じるのではない．かつてのボーイフレンド1人だけに生じ，他のほとんどの人には生じていない），それはパーソナリティ傾向を表しているというより，対人関係の問題や適応障害を表しているといえよう．以下の追加質問が役立つかもしれない．

- それは多くの様々な状況で起こるのですか？
- それは多くの様々な人間とのあいだで起こるのですか？

C. その持続的様式は，臨床的に意味のある苦痛，または社会的，職業的，または他の重要な領域で機能の障害を引き起こしている．

持続的な内的体験および行動の様式の結果としてのパーソナリティ機能の障害も1本の連続線上に生じる．パーソナリティ傾向が不適応を呈し，それによって重大な機能障害や患者の苦痛を引き起こしたりするときのみ，「2」の評価にあたる．面接者は被検者の社会的相互反応において，負の影響を及ぼすパーソナリティ傾向を特定するための質問をするべきである．すなわち，被検者が親密な人間関係を形成して維持する能力，仕事，学校，家庭において有効に機能する能力に対してである．以下の追加質問が役立つかもしれない．

- そのことがあなたにどのような問題を引き起こしましたか？
- それがあなたの人間関係または他人との相互関係にどのような影響を及ぼしましたか？（家族，恋人，または友人についてはどうですか？）
- そのことがあなたの仕事や学業に影響していますか？
- そのことで他人にどのような迷惑が生じましたか？

パーソナリティ傾向は通常，自己親和的であり（パーソナリティ傾向とは，その人が自己を構成する1つの部分として体験しているという特徴をもつ），またはパーソナリティ傾向の機能への負の影響が長期間に及び明白でないので，被検者は自己の機能に負の影響を与えるパーソナリティ傾向を否認するかもしれない．例えば，強迫性パーソナリティ障害をもつ人は，完璧主義や絶えず仕事に熱中することを，自分の大切な資質であり，几帳面，倫理的美点，および献身であるとみなしているかもしれない．主観的な苦痛や障害を直接表明することが「2」の評価に必ずしも必要ではないということを理解しておくことは重要である．面接者の臨床的意見から，被検者のパーソナリティ傾向が，その人の機能レベルに重大な負の影響を及ぼしている場合には，その基準を「2」と評価するべきである．例えば，友人がだれもいなくて対人回避のために昇進できないでいる人が，1人でいるのが好きだと合理化し，低レベルの仕事についているなら，回避性パーソナリティ障害の基準1（「重要な対人接触のある職業的活動を避ける」，分野コードPD1）を「2」と評価する．

D. その様式は安定し，長期にわたり，その始まりは少なくとも青年期または成人期早期にまでさかのぼることができる．

パーソナリティ傾向は，期間が限られ普段とはっきり異なったエピソードをさすものではない．むしろ，不適応的なパーソナリティ傾向は定義により，早期に潜伏性に始まり青年期後期または成人期早期までに明瞭となる慢性的な様式である．SCID-5-PDの目的のため，「長期にわたる」の概念は操作的に定義され，「2」という評価は少なくともここ5年以上にわたって，その特徴が頻回に現れることを意味している（ただ1つの例外は，自殺行動のように，それほど頻回でなくても診断的に重要な極端な項目である）．さらに，その人の10代後半または20代初期までさかのぼって，パーソナリティ傾向の証拠がなければならない．以下の追加質問が役立つかもしれない．

・あなたは長いあいだ，そのようだったのですか？
・これは何度も起こっていることですか？
・初めてそう感じた，あるいは行動したのはいつであったか覚えていますか？（あなたがそのように感じなかった期間を覚えていますか？）

E. その持続的様式は，他の精神疾患の兆候，またはその結果ではうまく説明されない．

他の精神疾患の存在する状況では，パーソナリティ障害の評価はしばしば非常に困難である．被検者の現在の行動は，安定したパーソナリティの特質とは異なり，気分障害や不安症群の一過性の存在を反映しているかもしれない．パーソナリティ障害と他の精神疾患との関係を何とか引き出すために，面接者は，そのパーソナリティ傾向が他の精神疾患とは関係なく長期間独立して存在していたと確認しなければならない．

パーソナリティ障害に似た症状をもつ他の精神疾患が存在する中で，基準が「2」と評価されるべきかどうかを決定する際に，以下の追加質問が役立つかもしれない．**あなたは他の疾患の症状**（例：抑うつ）がないときでも，普段からそのようですか？　パーソナリティ障害ではないもの自身が長期間持続し慢性的である場合，その行動が障害の一部であるか，パーソナリティ傾向として捉えられるべきか決定することは不可能（そして結局は意味がない）と思われることがある．こうした場合には，パーソナリティ傾向を他の精神疾患のためとせず，「2」の評価をしておくことがもっとも道理にかなっていよう．

F. その持続的様式は，物質（例：乱用薬物，医薬品）または他の医学的疾患（例：頭部外傷）の直接的な生理学的作用によるものではない．

ある種のパーソナリティ障害（とりわけ境界性パーソナリティ障害と反社会性パーソナリティ障害）と物質使用との関係の評価が困難なことがある．ある人にとっては，物質使用はこれらのパーソナリティ障害の特徴である衝動性を示しているのかもしれず，パーソナリティ障害に関連した不快気分の状態を調整するための自己投薬の1つの形であるかもしれない．別の人にとっては，「パーソナリティ障害」の特徴のようにみえる行動が，直接の生理学的作用（例：物質は情動不安定を起こす）か，非合法的な物質のための資金を獲得するために，しばしば反社会的行為を伴うという事実のどちらかであれば，実際には薬物摂取による二次的なものかもしれない．そのような状況ではパーソナリティ傾向の始まりと物質使用の様式を比較し，注意深く評価することが相互の関係を何とか引き出すのに役立つであろう．以下の質問が長期にわたる過度のアルコール摂取または物質使用をする人の，物質使用とパーソナリティ機能との関係を決定するのに役立つかもしれない．

・それはあなたが酔ったときかハイになったとき，あるいはアルコールや薬物をやめたときだけに起こりますか？　それはアルコールや薬物をえようとするときだけに起こりますか？

この基準の後半は，パーソナリティ障害と他の

医学的疾患によるパーソナリティ変化との鑑別診断である．多くの他の医学的疾患がパーソナリティ変化をもたらしうるが，実際には，パーソナリティ障害とパーソナリティ変化では，その特徴的な年齢と発症の仕方が異なるため，鑑別はあまり問題にならない．パーソナリティ障害は始まりは早期で通常は緩徐で，一般の医学的疾患とは無関係でなければならない．他の医学的疾患によるパーソナリティ変化では，始まりはいかなる年齢でもありうるし，他の医学的疾患の中枢神経系への直接的影響でなければならない．鑑別のための評価がもっとも困難であるのは，幼少時期に「パーソナリティ変化」が生じ，それが他の医学的疾患と関係があると結論できない場合である．例えば，頭部外傷の既往のある子どもの素行症を，頭部外傷が原因なのか，あるいは，この外傷が偶発的なものなのかを評価することは困難であろう．

最後の注意

面接者は自身のパーソナリティ機能の持続的様式をもっており，それが他者のパーソナリティ機能の理解や判断を脚色するかもしれないということを心にとどめておくことは重要である．例えば，強迫傾向のある面接者は，他者に同じ傾向がある場合，そのような傾向の病的な本質を正しく評価することが難しいかもしれないし，演技的特徴のある被検者には過剰に批判的であるかもしれない．社会的，文化的，性的偏見が評価をさらに複雑にしうる．例えば，よく統制された強迫的行動に高い評価をおく文化に属する面接者は，他の文化では許される自発的な行動を，逆に病的に演技的な行動とみなしがちであるし，その逆もある．さらに，面接者（男性であろうと女性であろうと）は，ときに型にはまった自身の「正常な」男性的あるいは女性的な行動に影響されるかもしれない．それゆえ，その面接者は特定の行動，認知，感情が「病的」であり「2」と評価されるに値するかどうかを決定するとき，自分自身の偏見のもつ影響の可能性に気づくことが重要である．

まとめ：3つのPを忘れないこと．

行動，認知，または感情がパーソナリティ障害の証拠として考慮され，その結果「2」にあたるかどうかを決定するのに基本的に必要なことは，次のように要約される．行動，認知，または感情が「2」の評価として以下であることが必要である．

- 病的 pathological（すなわち，正常偏倚の範囲外）
- 持続的 persistent（すなわち，成人期早期までに始まり，少なくとも最近5年以上にわたって頻繁に現れる）
- 広範 pervasive（すなわち，仕事，家庭，または対人関係に関する項目については，いくつか異なった人間関係において起こる，さまざまな状況において明らか）

4.5 他の特定されるパーソナリティ障害の評価

反社会性パーソナリティ障害の評価が終わったあと，面接者は他の特定されるパーソナリティ障害の診断が適切であるかどうかを考慮する必要がある．DSM-5（マニュアル原書684頁，同訳書676頁，手引訳書310頁）に，他の特定されるパーソナリティ障害は「パーソナリティ障害に特徴的な症状が優勢であるが，パーソナリティ障害群の診断分類のどの障害の基準も完全には満たさない」と定義されている．ほとんどの場合，このカテゴリーは，特定のDSM-5パーソナリティ障害群に特徴的な症状があるが，それらのどの特定のパーソナリティ障害の閾値も十分には満たさない場合に用いられる．例えば，症状が特定のパーソナリティ障害（例：自己愛性パーソナリティ障害）の1つだけの特徴である場合，それが機能に臨床的に意味のある障害を引き起こすのに十分重篤であるが，この障害の閾値以下のものであることを示すため，他の特定されるパーソナリティ障害と診断される．または，より一般的なことは，いくつかの異なるパーソナリティ障害群の特徴が存在するが（すなわち，混合性パーソナリティ特

徴），その各々が閾値以下である．どちらの場合でも，閾値以下の特徴の存在は，SCID-5-PD診断サマリースコアシートの欄にある「もし基準があてはまっていない場合に，臨床的に意味のある特徴が存在するか？」（「カテゴリー的基準があてはまっているか？」の右の欄にある）に示されている．最後に，他の特定されるパーソナリティ障害は，どのDSM-5パーソナリティ障害群にもあてはまらない（例：DSM-IVの付録B「今後の研究のための基準案と軸」にある受動攻撃性人格障害）パーソナリティ障害が適切であるかもしれない．そのような場合，DSM-5にないパーソナリティ障害の名称がSCID-5-PD診断サマリースコアシートの「他の特定されるパーソナリティ障害」の行に記録される．

4.6 SCID-5-SPQを用いたSCID-5-PDの使用

SCID-5-SPQは，面接者がSCID-5-PDを施行する前に，被検者に質問票を渡して記入してもらっても良い〔「3.4 スクリーニングパーソナリティ質問票（SCID-5-SPQ）」（6頁）および「4.2 SCID-5-PD面接の質問」（7頁）も参照〕．予定されたSCID-5-PD面接の前に被検者にSCID-5-SPQを郵送して，SCID-5-PD面接に完成した質問票を持参するようにお願いすることも，ときに役立つ．SCID-5-PD面接を始める前に，面接者は完成されたSCID-5-SPQで「はい」と◯がついた質問に対応する，SCID-5-PDの質問の左の番号に◯をつけて検討しておく．もし，SCID-5-SPQ質問にまったく答えがない場合（すなわち，「はい」にも「いいえ」にも◯がつけられていない），SCID-5-PDの質問番号に◯と「？」を書き加えなければならない．いったんすべての「はい」と答えられた質問と，答えのない質問に対応するSCID-5-PDの質問番号に◯をつけたら，面接者はSCID-5-PDを次のように進める．

1. 面接者は◯がついた番号（すなわち，SCID-5-SPQに「はい」と答えた）の全質問について，括弧つき文字で書かれた文章を除いて，SCID-5-PDの質問をする．SCID-5-PDはスクリーニングの質問の言い換え版（すなわち，「あなたは……と言いました」）であり，被検者がSCID-5-SPQの質問に対応して「はい」と答えたことを示すものである．
2. ◯がついていない番号（すなわち，SCID-5-SPQに「いいえ」と答えた）の全質問に関しては，質問はせず，これに対応する基準は「0」と評価される．（注：面接者は真の否定であると確信したときのみ「0」と評価すべきである．2つの例外についてはこの項の後半の説明を参照）
3. ◯と「？」がついた番号（SCID-5-SPQで「はい」も「いいえ」も示していない）の全質問に関しては，面接者はSCID-5-SPQの元々の質問の文章に対応する括弧つき文字を用いたSCID-5-PDの質問をする．

これら各々の適用の説明をする．SCID-5-PDの左に1の番号のついた質問（それは回避性パーソナリティ障害の基準1に対応している）は，「あなたは多くの人と関わり合いをもたなければならない仕事や課題を避けたことがあると言いました（りますか？）．」で始まる．

・被検者がSCID-5-SPQの質問1に「はい」と◯をつけた場合，面接者はSCID-5-PDの対応する質問1（すなわち，もっとも左の「1」の数字）にも◯をつける．それから面接者はSCID-5-PDの質問1を次のように始める．「あなたは多くの人と関わり合いをもたなければならない仕事や課題を避けたことがあると言いました」．
・被検者がSCID-5-SPQの質問1に「いいえ」と◯をつけた場合，それに対応するSCID-5-PDの質問は省略し，回避性パーソナリティ障害の基準1は「0」と評価される．
・被検者がSCID-5-SPQの質問1に「はい」にも「いいえ」にも◯をつけなかった場合（例：被検

者が質問を理解しなかったり，自分の答えに確信がなかったり，答えに当惑したりしたら），面接者はSCID-5-PDの質問1を，下線部の文章を除いて，括弧つき文字を用いる．「あなたは……と言いました」を「あなたは多くの人と関わり合いをもたなければならない仕事や課題を避けたことがありますか？」と言い換える．

SCID-5-PDの中のDSM-5の基準のいくつかは，左に番号のある質問が2つ以上あるものもある（例：統合失調型パーソナリティ障害の基準A1，分野コードPD36は質問33-35を含んでいる）．そのような場合，対応するSCID-5-SPQの質問のどれかに「はい」と答えがあったり，答えがなかったりすれば，その診断基準はSCID-5-PD面接全体の中で評価されなければならない．

「いいえ」の答えのさらなる調査

面接者がSCID-5-PDを施行しているときに，SCID-5-SPQで「いいえ」と答えたスクリーニングの質問を再び質問することがしばしば役立つ．例えば，自己愛性パーソナリティ障害の基準1（「自分が重要であるという誇大な感覚」）は，SCID-SPQに2つの対応する質問がある（質問60と61）．もし質問60（「あなたは他のほとんどの人と比べ，より重要で，より才能があり，より成功しますか？」）に「いいえ」と答えて，また質問61（「あなたは自分のことを高く思い込みすぎていると人に言われますか？」）に「はい」と答えていたら，自己愛性パーソナリティ障害の基準1は，SCID-5-PDの中で被検者にその実例をたずねて，自己愛性パーソナリティ障害の基準1をさらに調べていかなければならない．基準1を「2」と評価するか否かを決定するのに十分な情報がまだない場合，面接者は括弧つき文字を用い（たとえ，SCID-5-SPQで「いいえ」と答えていたとしても），質問60を再び質問して，それが真の否定なのかしっかり確認すべきである．

「3.4 スクリーニングパーソナリティ質問票（SCID-5-SPQ）」（6頁）で考察されたように，SCID-5-SPQを使うことで面接時間を節約することが可能である．それは，一般に質問票で「いいえ」と答えられた項目は，SCID-5-PD面接の過程で省略することができるからである．しかし，SCID-5-SPQで「いいえ」と答えた項目（それゆえSCID-5-PDには○がついていない）を，SCID-5-PD面接でさらに調べていかなければならない場合が2つある．

- その項目があてはまると疑われる臨床的な根拠がある場合．例えば，被検者がSCID-5-SPQの自己愛性パーソナリティ障害の項目のすべてを否定したとしても，被検者が面接中に誇大な態度を示したり，特権的な態度の行動をした場合には，SCID-5-SPQの否定的な答えにかかわらず，面接者はSCID-5-PDの面接中に自己愛性パーソナリティ障害に関するすべての質問をするべきである．
- 「2」と評価されたパーソナリティ障害の基準の数が，特定の障害の診断閾値の必要とされる基準数より1つだけ足りない場合．例えば，回避性パーソナリティ障害に関する3つの基準が「2」（4つ必要とされるが1つ少ない）と評価されれば，たとえSCID-5-SPQで否定されたとしても，SCID-5-PD面接を通して残りの項目をより深く調査しなければならない．

4.7 SCID-5-SPQを用いないSCID-5-PDの使用

SCID-5-PDは，SCID-5-SPQを用いずに施行しても良い．とりわけ面接者が，限定された数のパーソナリティ障害に焦点を合わせたい状況では，質問票を用いないことが望ましい．SCID-5-PDがSCID-5-SPQなしに使用される場合，下線部の文章（例：……と言いました）を除き，括弧つき文字を用いた表現の質問をすべきである．例えば，質問16（強迫性パーソナリティ障害の診断基準1に対応する）は，「あなたは細かいこと，物の順序，組立て方を重視したり，一覧表や予定表

をつくったりするのに多くの時間を費やすタイプだと言いました(ですか?).」は,「あなたは細かいこと,物の順序,組立て方を重視したり,一覧表や予定表をつくったりするのに多くの時間を費やすタイプですか?」のように言い換える.

5. 項目ごとの SCID-5-PD の注釈

この項には,SCID-5-PD にある 10 の DSM-5 パーソナリティ障害の個々の基準についての注釈が述べられている.診断基準の意味を理解し,他のパーソナリティ障害の似たような基準から区別する手助けが必要なとき,この項を参照のこと.参照をしやすくするよう,以下の各々の DSM-5 基準には面接者の質問があり,各基準に関連した左に番号のついた SCID-5-PD のための面接者質問のすべてを示す.

5.1 回避性パーソナリティ障害

1. 批判,非難,または拒絶に対する恐怖のために,重要な対人接触のある職業的活動を避ける.

面接者の質問:あなたは多くの人と関わり合いをもたなければならない仕事や課題を避けたことがあると言いました(りますか?).いくつか例をあげてください.それらの**仕事や課題**を避けた理由は何だったのですか?(人の中にいるのが好きでなかったり,あるいは批判されたり,拒絶されることが恐いからですか?)

注:拒絶される恐怖,または間違ったことを言ったり行ったりすることの恐怖のために,回避性パーソナリティ障害をもつ人は,典型的には,他人との接触をもつことになる職業や学校活動を避ける(例:受付職やグループの仕事).彼らは 1 人でする仕事を好み,新しい地位がより人目に立ち,他人の批判や恥をかくことになるために昇進を拒否するかもしれない.これは,ただ人の中にいることが好きではないというだけで,重要な対人接触のある職業的な活動を避ける統合失調型パーソナリティ障害やシゾイドパーソナリティ障害をもつ人とは対照的である.

2. 好かれていると確信できなければ,人と関係をもちたがらない.

面接者の質問:あなたは他人があなたを好きになるという確信がなければ人と関係をもつことを避けると言いました(ますか?).あなたは歓迎され受け入れられるという確信がなければグループ活動に参加することを避けますか? だれかに好かれているかどうかわからなければ,自分から何か働きかけをしますか?

注:拒絶される恐怖のために,多くの人は社会的関係を始めることを躊躇する.回避性パーソナリティ障害をもつ人は,この心配に関しては極端であり,また他人から受け入れられると確信するまでは傍観者的に観察したがる傾向がある.これは親密な対人関係をもつことを制限するという次の基準とは異なる.

3. 恥をかかされる,または嘲笑されることを恐れるために,親密な関係の中でも遠慮を示す.

面接者の質問:あなたは身近な人にも心を開くことが難しいと言いました(感じますか?).それはなぜですか?(からかわれたり,恥をかくことが恐いのですか?)

注:この障害をもつ人は,批判されずに受け入れられる保証があれば,親密な関係を確立することができるにもかかわらず,自分自身のことを話すことが困難であったり,人前にさらされたり,馬鹿にされたり,恥をかかされたりすることを恐れるために親密な感情を控えてしまう.

4. 社会的な状況では，批判される，または拒絶されることに心がとらわれている．

面接者の質問：あなたは人前で批判されたり，拒絶されたりすることをよく心配すると言いました（しますか？）．いくつか例をあげてください．そのことで長い時間くよくよ悩みますか？

注：回避性パーソナリティ障害や自己愛性パーソナリティ障害をもつ人は，わずかな批判にも傷つけられたり恥をかかされたと感じたりすることで反応するなど，批判に関して過敏かもしれない．しかし，自己愛性パーソナリティ障害の人は，批判されるとは思っていないので，事態が生じると驚いたり，怒ったり憤慨したりする．回避性パーソナリティ障害の人は，自分が批判されるだろうという推測を働かせる．だれでも特別激しい批判には傷つけられうるので，その苦痛の量が，多くの人が同じような批判へ反応する以上のものであり，その人が批判される可能性を常に警戒するあまり，そのことを考えたり，心配したりすることに多くの時間を費やしているという確認をすることは重要である．

5. 不全感のために，新しい対人関係状況で抑制が起こる．

面接者の質問：あなたは初対面の人と会ったとき，たいてい無口だと言いました（ですか？）．なぜそうなのですか？（自分が何か不完全である，何か良くないところがあると感じるからですか？）

注：この障害をもつ人は，自分の言うことがすべて「間違って」いるか，自分が無能であることを曝露してしまうかもしれないと感じるため，とりわけ新しい状況では寡黙で「人目に立たない」傾向がある．

6. 自分は社会的に不適切である，人間として長所がない，または他の人より劣っていると思っている．

面接者の質問：あなたは自分のことを，他のほとんどの人ほど良いところがない，頭が良くない，魅力的でないと信じていると言いました（ますか？）．それについて話してください．

注：この障害をもつ人の広範囲にわたる低い自己評価は，いろいろなやり方で彼ら自身をおとしめることで明らかである．彼らは，自分が醜いとか馬鹿だとか，社会的な状況下では何を言って良いかわからない，または間違ったことを行ったり言ったりすると非現実的に信じ込んでいるかもしれない．

7. 恥ずかしいことになるかもしれないという理由で，個人的な危険をおかすこと，または何か新しい活動にとりかかることに，異常なほど引っ込み思案である．

面接者の質問：あなたは難しそうなことをしたり，新しいことを試みることが恐いと言いました（ですか？）．それは恥をかくことが恐いためですか？いくつか例をあげてください．

注：回避性パーソナリティ障害をもつ人の中には，回避が正常な日常やり慣れた，または安心してできること以外のどのようなこともすることを拒否するという全般的な現象となる人がいる．彼らはいかなる新しい計画も行動も，自分がいかに不適切で，醜く，あるいは価値がないかを曝露する機会に過ぎないとみなすかもしれない．そのため，彼らは仕事の面接や学校の授業を避け，スキーやコンピュータプログラミングといったあらゆる新しいことを学ぶことも，間違ってしまうという恐怖から回避するかもしれない．

5.2 依存性パーソナリティ障害

1. 日常のことを決めるにも，他の人達からのありあまるほどの助言と保証がなければできない．

面接者の質問：あなたは何を着たら良いか，レストランで何を注文すれば良いかなど，普段のことを決めるのにも，他人から多くの助言や保証がないと困難だと言いました（ですか？）．助言や保証を求めて決めるとはどのようなことなのか，いくつか例をあげてください（ほとんどいつもそうするのですか？）．

注：依存性パーソナリティ障害をもつ人は，自分のことを決めるのに他人を必要とする．この基準は，基準2で扱っている大きな決断（例：結婚すべきか，どこに住むべきか）よりも，日常のこと（例：朝どの服を着たら良いか，メニューから選ぶ）を決められないことを言っている．このパーソナリティ傾向は決断困難（うつ病エピソードの特徴）とは区別されなければならない．決断困難とは，物事を決定する際に他の信頼できる人たちに助けを求めるというより，決断する能力の欠如が一次的な病理である．

2. 自分の生活のほとんどの主要な領域で，他人に責任をとってもらうことを必要とする．

面接者の質問：あなたは生活上の重要なこと，例えば金銭，子どもの養育，住まいに関することについても他人に頼ると言いました（りますか？）．いくつか例をあげてください（それは単に他人から助言をもらう以上のことですか？）（それはあなたの生活で最も重要なことでもそうですか？）．

注：依存性パーソナリティ障害をもつ人は概して，他人に自らの生活の主要領域のほとんどの責任を取ることを許したり，積極的にそうしてもらったりさえする．この障害をもつ成人は概して，どこに住むべきか，どのような職業に就くべきか，および，どのような隣人と友だちになるべきかを決めるのに，親や配偶者に頼る．この障害をもつ青年は，だれと付き合うべきか，どのように余暇を過ごすべきか，および，どのような高校や大学に通うべきかを（両）親が決めることを許すかもしれない．そのような決定に助言を求めることは正常なことであるので，この基準では，そのこと自体では「2」の評価を保証する十分な根拠にはならない．「2」の評価が正しいとされるためには，その人が他人に決定を明らかにゆだねていなければならない．この質問を青年や若い成人にするときには，両親あるいは両親の代理人に年齢相応の依存をするのを考慮しながら，注意深く臨床的判断を下すようにしなければならない．また，文化的には普通のこと（例：両親が決めた結婚）を考慮するよう確かめること．依存性パーソナリティ障害は，重大な医学的疾患や障害をもつ人に起こるかもしれないが，責任を取る困難さはその疾患や障害に一般的に伴う以上のものでなければならない．

3. 支持または是認を失うことを恐れるために，他人の意見に反対を表明することが困難である（注：懲罰に対する現実的な恐怖は含めないこと）．

面接者の質問：あなたは相手が間違っていると思っても，反対することは難しいと言いました（ですか？）．そういうことがいつあったのか例をあげてください．もし反対すると，何が起こると恐れているのですか？

注：受動性と服従性はしばしば依存性パーソナリティ障害のパーソナリティ特徴であり，他人の支持や是認を失うことを恐れるために過度に意見を合わせる人に現れることがある．依存性パーソナリティ障害をもつ人は，1人で機能できないと感じるので，自分が指導を求める人の援助を失う危険より，むしろ自分が間違っていると感じること

5. 項目ごとの SCID-5-PD の注釈

に同意するだろう．さらに，自分にとって必要な支持や世話をしてくれる他人を遠ざけることを恐れるために，適切に怒れない．「2」の評価が保証されるためには，この行動がより高い地位や立場の人（例：上司や教授）との対人関係に限定されるべきではなく，また反対の表明の結果に関する心配が現実的（例：虐待する配偶者からの懲罰に対する現実的な恐怖）である場合には「2」と評価されるべきでない．

4. 自分自身の考えで計画を始めたり，または物事を行うことが困難である（動機または気力が欠如しているというより，むしろ判断または能力に自信がないためである）．

面接者の質問：あなたは自分自身で物事を始めたり，取りかかったりすることが難しいと言いました（ですか？）．いくつか例をあげてください（それをきちんとできる自信がないからですか？）（だれか助けてくれる人がそこにいさえすれば，それをできますか？）．

注：他人の助言や支持に過度に頼るため，依存性パーソナリティ障害をもつ人は，自分1人で仕事をするのを避けたり，計画や課題を始めるにあたって主導権を握りたがらず，他人に頼りたがる．「2」の評価を支持する証拠は，一般的に他人の支持なしにできる課題に限られるべきである．他人に過度に頼るということは，うつ病の時期に限定されたものではないことを確認すること．

5. 他人からの世話および支えを得るために，不快なことまで自分から進んでするほどやりすぎてしまう．

面接者の質問：あなたは他人に世話をしてもらうことがたいへん重要なので，他人のために不快なことや理不尽なことまでしてしまうと言いました（いますか？）．そのような例をいくつかあげてください．

注：依存性パーソナリティ障害をもつ人は，概して，他人からの世話や支えをえるために，自分の要求よりも他人の要求に服従する．彼らはたとえ他人の要求が不合理なものであっても，他人の欲するものに進んで従うだろう．きずなを維持しようとする要求はしばしば不安定またはゆがんだ関係となる．彼らは異常な自己犠牲をしたり，または言語的，身体的あるいは性的虐待に耐えるかもしれない．境界性パーソナリティ障害をもつ人もまた，関係のある人の要求に服従するかもしれないが，これは世話や支えに対する過度の要求というより，むしろ見捨てられる恐怖に動機づけられている．

6. 自分自身の面倒をみることができないという誇張された恐怖のために，1人になると不安，または無力感を感じる．

面接者の質問：あなたは1人になると，たいてい落ち着かないと言いました（ですか？）．なぜですか？（自分の面倒をみてくれる人が必要だからですか？）

注：依存性パーソナリティ障害をもつ人は，たとえ起こっていることに興味や関係がなくても，1人になることを避けるためだけに，しばしば重要な他人に「しつこく付きまとう」ようになる．重症の依存性パーソナリティ障害の場合，他人に対する依存が極端になるため，数時間でも1人になると苦痛を感じるので，1人になることを極度に避けるようになる．むりやり1人にされてしまうと「面倒をみてくれる人」に繰り返し，緊急の電話をするかもしれない．境界性パーソナリティ障害をもつ人も1人になると苦痛になることに注意すること．しかし，依存性パーソナリティ障害では，主な心配が自分の面倒をみるのに必要な技能をもっていないことである一方，境界性パーソナリティ障害では，1人になると「取り残される」という心配である．

7. 1つの親密な関係が終わったときに，自分を世話し支えてくれるもとになる別の関係を必死で求める．

面接者の質問：あなたは親しい関係が終わると，すぐにだれか自分の面倒をみてくれる人を見つけようとすると<u>言いました</u>（しますか？）．それについて話してください（親しい関係が終わると，ほとんどいつもこのように反応しましたか？）．

注：ほとんどの人は親密な関係が終わると動転するものだが，依存性パーソナリティ障害をもつ人は，喪失に圧倒されてしまい，しばしばいなくなった人の代わりをすぐさま必死に見つけようとする．彼らは，自分自身の面倒をみることができないと感じるので，すばやく別の人に愛着をもつかもしれない．関係の破局または愛する人の死のような，ストレスの多い人生の出来事の経過中の機能の無力化は，その基準に対し「2」と評価されることを正しいとするには不十分である．

8. 1人残されて，自分で自分の面倒をみることになるという恐怖に，非現実的なまでにとらわれている．

面接者の質問：あなたは自分が1人残されて，自分で自分の面倒をみることになることを，とても心配していると<u>言いました</u>（ますか？）．どのようなことがあると，1人残されて自分の面倒をみることになると思うのですか？（その恐怖はどのくらい現実的ですか？）どのくらいそれを心配しますか？

注：依存性パーソナリティ障害をもつ人は，自分自身にうまく対処できないと感じるため，見捨てられるというさし迫った状況がないときでさえ，見捨てられるという恐怖にしばしばとらわれるようになる．愛する人の死が迫っている，見捨てられる恐怖が現実的な心配（例：生き残った友人や家族がいない高齢者，機能不全の身体疾患をもつ人）のような，特定の状況に限定されている証拠がある場合には，この基準は「2」と評価されるべきでない．

5.3　強迫性パーソナリティ障害

1. 活動の主要点が見失われるまでに，細目，規則，一覧表，順序，構成，または予定表にとらわれる．

面接者の質問：あなたは細かいこと，物の順序，組立て方を重視したり，一覧表や予定表をつくったりするのに多くの時間を費やすタイプだと<u>言いました</u>（ですか？）．それについて話してください．このようにするため多くの時間を費やすあまり，何をやり遂げようとしていたかを見失ってしまうことがありますか？（例えば，しなければならないことの一覧表づくりに多くの時間を費やしてしまい，そのことをやり遂げるための時間がなくなってしまう）

注：強迫性パーソナリティ障害をもつ人は，細目，過程あるいは課題を完成する方法に過度に関心をもつ．これが極端になると，このような細目にとらわれ多くの時間が費やされるために，細目自体が目的となり課題は先延ばしにされ，一部しか完成されないか，まったく完成されない．例えば，そのような人がしなければならない一覧表を置き忘れた場合，彼らは記憶をもとに数分間でそれを再び作成し課題を完成させ続けることより，むしろ過度の時間を費やして一覧表を探す．これは通常，職業的状況（例：仕事の計画）や家事に関連しているが，旅行を細かく計画することにひどくとらわれているため，旅行自体を楽しめなくなるような，別の状況でも起こるかもしれない．

2. 課題の達成を妨げるような完璧主義を示す（例：自分自身の過度に厳密な基準が満たされないという理由で，1つの計画を完成させることができない）．

面接者の質問：あなたは物事を正確に正しくしようと多くの時間をかけすぎて，物事が終わらなくなると言いました（りますか？）．いくつか例をあげてください（それはどのくらいよく起こりますか？）．

注：強迫性パーソナリティ障害をもつ人は，すべての計画の細目を完璧にしようとするため，その計画はまったく完成しない．例えば，学校へのレポートの完成は，数多くの時間を費やす書き直しで，すべて「完璧」には至らない．完璧主義は職業上の生産性や成功をもたらす1つの傾向である．完璧主義が非常に目立っているために課題の完成が妨げられている証拠がある場合にのみ，この基準を「2」と評価するべきである．また，物事を正確に正しくしようと固執してしまうため，課題はまったく完成されないか，非常に遅れてしまう，または完成に非常に長い時間がかかる．この基準は基準1とは異なり，細目の中に迷い込んでしまうより（あるいはそれに加えて）完璧主義による機能の障害である．

3. 娯楽や友人関係を犠牲にしてまで仕事と生産性に過剰にのめり込む（明白な経済的必要性では説明されない）．

面接者の質問：あなたは仕事や生産的であることに非常にのめり込むと言いました（みますか？）．あなたは非常にのめり込むので，友人と過ごす時間をつくる，休暇に行く，または楽しみのためだけに何かをするということはめったにないですか？（休みをとったときも，「時間の浪費」に耐えられないので，いつも仕事をもって行きますか？）

注：その人が自分自身の仕事に非常に打ち込んでいて，娯楽活動または対人関係を追求する時間が実際まったくない場合（例：趣味がない，スポーツやコンサートや映画などにまったく行かない，配偶者や子どもあるいは友人と過ごす時間がない），その基準は「2」と評価されるべきである．その人は，このような行動を合理化する（例：「私は仕事が好きだ」「出世するためには必要なことだ」「1日では全部の仕事はできない」）かもしれないが，「0」と評価される唯一の説明は，明白な経済的必要性（例：家族の基本的な生活を支える副業をする）または特別な短期間の状況（例：締め切り前の短期間に長時間労働をする，研修医期間）などである．

4. 道徳，倫理，または価値観についての事柄に，過度に誠実で良心的かつ融通がきかない（文化的または宗教的立場では説明されない）．

面接者の質問：あなたは物事の善悪に関して，とても厳しい基準をもっていると言いました（ますか？）．あなたの厳しい基準の例をいくつかあげてください（法律には，それがどうであれ，文字通りに従いますか？　あなたは他人も規則に従うことにこだわりますか？　いくつか例をあげてください）．宗教的な例をあげる場合：あなたは，あなたと同じ宗教観をもっている別の人よりも厳しいですか？

注：この質問は強迫性パーソナリティ障害をもつ人の融通のきかない性質や厳しい基準を道徳面や倫理面に拡大する傾向に関連している．多くの人は他人より厳しい基準をもっていると信じている．その人が過度に誠実で，厳格で，良心的あるいは独善的である証拠がある場合にのみ，この基準は「2」と評価されるべきである．そのような人たちは，良いことをしているかに関して過度に関心があり，何か悪いことをしてしまったかについて非常に心配するかもしれない．この障害をもつ

人たちは，権威や規則に厳格に敬意を表する傾向があり，まったく文字通りに従い，規則がなければ酌量すべき状況に対しても規則をまげようとしない．この行動はしばしば宗教的な背景で現れるので，その人の文化的または宗教的な背景を考慮することは重要である．その人が同じ文化的あるいは宗教的背景をもつ人たちよりもかなり融通がきかないか，誠実すぎる場合にのみ，この基準は「2」と評価されるべきである．1つの例は，友人が他愛のないうわさ話に加わったと言って叱責するような人である．

5. 感傷的な意味をもたなくなってでも，使い古した，または価値のない物を捨てることができない．

面接者の質問：あなたはいつか役に立つかもしれないと，ものを捨てるのに困ったことがある<u>と言いました</u>（りますか？）．あなたが捨てられないものの例をいくつかあげてください（使い古した，または価値のないものは何ですか？）．

注：それらの人々はしばしば「モリネズミ（訳注：巣の中にものを蓄える習性がある）」であると認める．彼らは「いつか必要になるかもしれないことがわかっていない」という理由で，ものを捨てることを浪費だとみなし，彼らが取っておいたものを，だれかが処分しようとすると腹を立てるだろう．この傾向のある人は，再び使う可能性がまったくないものを取っておく（例：無数のプラスチック製の容器やコルク，数年分の新聞や雑誌など）．人は通常，将来必要となる場合に備えて，ものを取っておくことが多いので，この行動が明らかに病的であるときのみ，この基準を「2」と評価するべきである．その人が何か特別に個人的に重要なもの（例：中学校時代のノート）だけを捨てられないことは，この傾向が存在する証拠にはならない．

6. 自分のやるやり方どおりに従わなければ，他人に仕事を任せることができない，または一緒に仕事をすることができない．

面接者の質問：あなたは自分の希望する通りの方法で物事をすることに同意してくれないと，他人と一緒に仕事をしたり，仕事を頼みたくない<u>と言いました</u>（ですか？）．それについて話してください（それはよくあることですか？）（物事がきちんとできているかを確かめるために，結局自分自身ですることになることがよくありますか？）．

注：強迫性パーソナリティ障害をもつ人は，特徴として，物事がいつも自分のやり方でされることに固執する．合理化が広範にわたるため，その人の固執が本当に「非合理的である」と判定するのが難しいこともある．すなわち，その人は自分のやり方が実際もっとも良いという主張を信用させるような，もっともらしい説明をすることもある．そのような場合は「最良の方法」に議論の余地があり，家の片づけのような活動についての，その人の頑固さから証拠が収集されるべきである．別の人からは，その人の威張った態度についてしばしば不平がもらされており，この特徴をもつ人は，物事が「正しく」できたことを確かめるために，頻繁に自分自身でその仕事をすることになる．

7. 自分のためにも他人のためにもけちなお金の使い方をする．お金は将来の破局に備えて貯めこんでおくべきものと思っている．

面接者の質問：あなたは自分自身や他人のためにお金を使いたくない<u>と言いました</u>（ですか？）．なぜですか？（お金が本当に必要になる将来，お金が十分にないのを心配するからですか？ 何のためにお金が必要になるのでしょうか？）だれかに「けち」だとか「しみったれ」と言われたことがありますか？

注：強迫性パーソナリティ障害をもつ人は，将来

の破局に備え，出費はきちんと管理しなければならないと信じ，しばしば彼らにある余裕よりずっと下の生活水準を維持する．気前の良さについてのパーソナリティ傾向は，自己犠牲からけちへとつながっていく1本の連続線上にある．同様の環境において，その人が他のほとんどの人より明らかに，ずっと気前の良さが足りない場合にのみ，この基準は「2」と評価されるべきである．

8. 堅苦しさと頑固さを示す．

面接者の質問：あなたは一度計画を立てたら，変更することが難しいと言いました（ですか？）．それについて話してください（あなたは物事が1つの「正しい」方法で行われ，他のだれかの考えで行うと問題が生じるか心配しますか？　それについて話してください）．あなたは頑固だと他人に言われたことがあると言いました（りますか？）．それについて話してください．

注：強迫性パーソナリティ障害をもつ人は，物事が1つの「正しい」方法で行われ，他のだれかの考えで行うと問題が生じることを心配する．彼らは，典型的には細部に気を配り計画を立て，また変更を考えようとしない．妥協することが利益になるだろうとわかったときでさえ，彼らはそうすることを頑固に拒否し，それが「物事の原則」だと主張するだろう．

5.4　猜疑性パーソナリティ障害

A1．十分な根拠もないのに，他人が自分を利用する，危害を与える，またはだますという疑いをもつ．

面接者の質問：あなたは他人が利用している，危害を加えている，または嘘をついていると感じることがよくあると言いました（りますか？）．どうしてそう思うのですか？

注：この項目はこの障害の中核的な特徴を表している．すなわち，基本的に他人が自分を利用したり，だましたり，危害を加えたりするのではないかと予測するのである．この基準を評価しようとするときには，全般的な妄想的志向を評価することに焦点を合わせるべきであり，さらに特定の妄想様観念の例も探す．妄想様観念が妄想の程度に達している場合，精神病性障害の診断を真剣に考えるべきである．

A2．友人または仲間の誠実さや信頼を不当に疑い，それに心を奪われている．

面接者の質問：あなたは他人を信じない，自分のことを話さない人だと言いました（ですか？）．あなたが自分の友人や同僚を信じていないからですか？　なぜあなたは彼らを信じないのですか？　それについて長い時間考えていますか？

注：信頼の欠如が，特定の場合に不当であるかどうかを決めるのは，しばしば困難なので，その人がほとんどすべての対人関係において，そのような疑いに心を奪われている場合にのみ，この基準は「2」と評価されるべきである．基準A1は周囲の環境に関する全般的な妄想的な見方を反映しているが，この基準は，その人が家族や友人，同僚にさえ裏切られるのではないかとの予測を反映している点において，基準A1とは異なる．

A3．情報が自分に不利に用いられるという根拠のない恐れのために，他人に秘密を打ち明けたがらない．

面接者の質問：あなたは他人に悪く利用されることを恐れて，自分のことは人に教えないのが一番良いと思うと言いました（いますか？）．そう思ったのはいつでしたか？　それについて話してください．

注：情報を打ち明けたがらない理由が，単に他人

から拒否されることを恐れて(それは回避性パーソナリティ障害の特徴であるが)というより，秘密を打ち明けた結果，何らかの危害が加えられることを恐れているのかを特定することは重要である．さらに，ある特定の人に打ち明けたがらないのは，その人との以前の経験に根ざしたものであることが正当だと証明できる場合，この基準は「2」と評価されるべきではない．

A4．悪意のない言葉や出来事の中に，自分をけなす，または脅す意味が隠されていると読む．

面接者の質問：あなたは他人が言ったり行ったりすることで，脅しや侮辱を感じることがよくあると言いました(りますか？)．それについて話してください．

注：このパーソナリティ特徴は，無実な行動を悪意のある意図をもったものとする，特異な個人的な解釈から成り立っている．これは，統合失調型パーソナリティ障害の基準 A1 の「妄想型」版であって，その人の周囲の物事が特別あるいは普通でない意味をもつ(すなわち，関係念慮)．猜疑性パーソナリティ障害で，この基準が「2」と評価されるためには，関係念慮に脅しやけなしの内容がなければならない．面接の質問は，被検者が隠された脅しやけなしが悪意のない言葉の中にあると読んでいるかどうかを直接尋ねてはいないことに注意すること．ひとたび被検者が，人々が自分を脅したりまたは侮辱したりしていると感じると述べたなら，1)被検者が人々の脅しやけなしを感じる言動が何であるのかを正確に見つけ出し，2)被検者が人々の言ったり行ったりすることの中，明白な脅しを拾い上げるのではなく，隠された脅しを見つけているのかどうかを決定する．

A5．恨みをいだき続ける(つまり，侮辱されたこと，傷つけられたこと，または軽蔑されたことを許さない)．

面接者の質問：あなたは自分を侮辱したり，軽蔑した人を恨み続け，または許すのに長い時間がかかると言いました(りますか？)．それについて話してください．あなたはずっと以前に自分にされたり，言われたりしたことで許せない人が大勢いると言いました(ますか？)．それについて話してください．

注：「恨み」と認定するためには，その人の反応が侮辱や危害のひどさや強さと釣り合っていないことを明らかにする必要がある．例えば，ある人が友人を殺したことで，その人を生涯恨むことは釣り合っていなくはないだろうが，ささいな口論のあと，数年間親友と口をきかないのは釣り合っていないだろう．

A6．自分の性格または評判に対して他人にはわからないような攻撃を感じ取り，すぐに怒って反応する，または逆襲する．

面接者の質問：あなたはだれかに批判されたり侮辱されると，怒ったり，罵声を浴びせたりすることがよくあると言いました(りますか？)．いくつか例をあげてください(他人はあなたがすぐに攻撃的になると言いますか？)．

注：この基準には2つの部分がある．第一に，その人がささいな侮辱や軽蔑あるいは無視に過敏でなければならない．第二に(そして回避性パーソナリティ障害における基準の「批判に容易に傷つく」との違いであるが)，その人はすぐに怒ったり反撃したりして反応することである．

A7．配偶者または性的伴侶の貞節に対して，繰り返し道理に合わない疑念をもつ．

面接者の質問：あなたは自分の配偶者やパートナーが浮気をしているのではないかと，ときどき疑ったことがあると言いました(りますか？)．それについて話してください(どのような手がか

りがあるのですか？ そのことで，あなたはどうしましたか？ あなたの考えは正しかったのですか？）．

注：この基準の評価の困難なところは，通常，その嫉妬が「病的」（すなわち，持続的で道理に合わない）であるかそうでないかを決定することである．このためには，注意深い質問をしたり，またはいくつもの異なった人間関係において嫉妬したという実例があったことを立証することがしばしば必要である．嫉妬に関連した過度で不適切な行動がしばしばみられ，それは配偶者（あるいは恋人）の行動を監視するために他の責任を放棄するほどである．

B. 統合失調症，「双極性障害または抑うつ障害，精神病性の特徴を伴う」，または他の精神病性障害の経過中にのみ起こるものではなく，他の医学的疾患の生理学的作用によるものでもない．

面接者の質問：精神病性の障害の証拠がある場合：それはあなたが精神病性障害の症状があるときだけに起こりますか？ 猜疑性パーソナリティ障害に似た症状を起こす，遷延性のアルコール過剰摂取または薬物使用の証拠がある場合：それはあなたが酔ったときかハイになったとき，あるいはアルコールや薬物をやめたときだけに起こりますか？ 猜疑性パーソナリティ障害に似た症状を起こす，一般の医学的疾患の証拠がある場合：あなたは一般の医学的疾患の発症前にそのように感じましたか？

注：妄想様症状は，物質使用（例：コカイン中毒）または医学的疾患（例：アルツハイマー病，パーキンソン病）の結果として起こりうる．もし妄想様観念が物質中毒または離脱の期間に限られ，そのような症状を起こすことが知られている一般の医学的疾患の期間にのみ起こる場合，猜疑性パーソナリティ障害の診断を下すべきではない．さらに，多くの精神病性障害（例：妄想性障害，統合失調症，精神病性の特徴を伴う双極性障害および抑うつ障害）が，妄想の程度に達するかもしれない妄想様観念により特徴づけられる．もし妄想様症状が精神病性障害の経過中にのみ起こるなら，猜疑性パーソナリティ障害の診断も下すべきではない．

5.5 統合失調型パーソナリティ障害

A1．関係念慮（関係妄想は含まない）．

面接者の質問：あなたは外出して人々の中にいて，他人が話をしているのを見ると，自分のことを話しているように感じることがよくあると言いました（りますか？）．それについてもう少し話してください．あなたは人々と一緒になると，見られていたり，見つめられているように感じることがよくあると言いました（りますか？）．それについてもう少し話してください．あなたは歌詞や映画の中，またはテレビ放送の中の何かが，とりわけあなたに特別な意味があるように感じることがよくあると言いました（りますか？）．それについてもう少し話してください．

注：関係念慮（関係思考ともいわれる）は，統合失調型パーソナリティ障害の特徴である観念化の典型である．関係念慮をもつ人は，出来事や対象あるいはすぐ近くにいる他人が，自分にとって特別あるいは普通ではない意味をもっているという信念をもっている．一般的な例では，見知らぬ人の一群が話しているところを見ると，実際には自分のことを話しているとしばしば感じる．ずっとまれではあるが，ある人は歌詞やテレビ，ラジオのような，周りにあるものが自分に対する特別なメッセージを含んでいると信じる．例えば，ある女性がビートルズの「Let it Be」をラジオで聞いて目覚め，これは少女の頃の両親からの接し方について，彼女は両親を許すはずだというメッセージだと信じることである．関係念慮は関係妄想から

区別されなければならない．関係妄想では関係づけの概念が妄想的な強さで保持されている（その関係妄想が真実だと固く信じていて，それに代わる説明をまったく受け入れないだろう）．関係づけの思考が妄想の程度に達している場合には，精神病性障害の診断を真剣に考えるべきである．

A2. 行動に影響し，下位文化的規範に合わない奇異な信念，または魔術的思考（例：迷信深いこと，千里眼，テレパシー，または"第六感"を信じること；子どもおよび青年では，奇異な空想または思い込み）．

面接者の質問：あなたは迷信深い人間だと言いました（ですか？）．あなたの迷信の中にはどのようなものがありますか？ あなたの言ったり行ったりすることにどのように影響しましたか？ このようなことをする別の人を知っていますか？ あなたは何かを願ったり考えたりするだけで，そのことを引き起こすことができるかのように感じたことがあると言いました（りますか？）．それについて話してください（それがあなたにどのように影響しましたか？）．あなたは個人的な超自然的体験があると言いました（りますか？）．それについて話してください（それがあなたにどのように影響しましたか？）．あなたは自分には物事を知ったり予測できる「第六感」があると信じていると言いました（ますか？）．それについて話してください（それがあなたにどのように影響しましたか？）．

注：ある種の迷信や，自然や物理学の法則と相容れない他の信念は，ほとんどの社会や文化の中でよくみられる．この基準が「2」と評価されることを満たすには，その人がそのような信念をもっていると認めるだけでなく，これらの信念がその人自身の行動に何らかの影響を及ぼしていると報告しなければならない．例えば，超能力の存在を信じていると報告するだけの人はこの基準で「2」と評価されるべきでなく，自身の行動に影響する個人的な超能力体験を報告しなければならない．そのうえ「2」の評価は，その人の属する文化の規範からかなり偏倚している信念に関してのみ，考慮されなければならない．魔術的思考は「奇異な信念」の特別な種類であり，その人自身の言葉，思考，または行動が，原因と結果という自然科学の法則を破って何かを引き起こしたり，あるいは引き起こさなかったりすると信じている．1つの例として，ある人はくじ引きで勝とうという強い願望で自分はくじに勝ったと信じている．奇異な信念と魔術的思考は，妄想的な強さ（例：他人の心を読めたり，またはただそれらを考えるだけで引き起こすことができる力をもっていると固く信じていて，それに代わる説明をまったく受け入れない）で保持されている同様の信念とは区別されなければならない．奇異な信念が妄想の程度に達する場合は，精神病性障害の診断を真剣に考えるべきである．

A3. 普通でない知覚体験，身体的錯覚も含む．

面接者の質問：あなたはすべてが非現実的であると感じたり，あなたが自分の身体や心から離れて感じたり，または自分自身の思考や動作を外部から見ている観察者のように感じたりすることがよくあると言いました（りますか？）．いくつか例をあげてください（そのとき，酒を飲んでいたり，薬物を使っていましたか？）．あなたは他人に見えないものを見ることがよくあると言いました（りますか？）．いくつか例をあげてください（そのとき，酒を飲んでいたり，薬物を使っていましたか？）．あなたは自分の名前をささやく声をよく聞くと言いました（きますか？）．それについて話してください（そのとき，酒を飲んでいたり，薬物を使っていましたか？）．だれも見えないのに，だれかがそばにいるような感じや，何かの力がそばにあるような感じがしたことがあると言いました（りますか？）．それについてもう少し話してください（そのとき，酒を飲んでいたり，薬物を使っていましたか？）．

注：普通でない知覚体験は精神病性の幻覚（すなわち，持続し，自身の精神の産物というより，現実にあるとその人により信じられ，またその人の行動に影響を与えるのに十分な強さのある異常な知覚体験）から区別されなければならない．幻覚が精神病の証拠と考えられるほど十分に重篤である場合，精神病性障害の診断を真剣に考えなければならない．さらに，普通でない知覚体験が，薬物（例：幻覚剤），身体障害（例：代謝性脳症），あるいは自然現象（例：入眠時や起床時に起こる入眠時幻覚や覚醒時幻覚）によるときは，この基準に対する「2」の評価を下す証拠と考えるべきでない．

A4．奇異な考え方と話し方（例：あいまい，まわりくどい，抽象的，細部にこだわりすぎ，紋切り型）．

面接中に観察される

注：この基準は面接者の観察にもとづいて評価される．奇異な話し方の他の例としては，奇異な言葉の使い方，言語新作，内容のない話し方，不自然で過度に抽象的な，過度に具体的な，あるいは過度に脱線しがちでまわりくどい話し方などがある．「連合弛緩」「滅裂」と分類可能なほどひどく障害された話し方は，統合失調症の診断を示唆することに注意すること．

A5．疑い深さ，または妄想様観念．

注：猜疑性パーソナリティ障害の基準 A1, A2, A3, A4, A7 のいずれかが「2」と評価されるならこの基準は「2」と評価される．猜疑性パーソナリティ障害の関連基準は以下のようである．

- 基準 A1：十分な根拠もないのに，他人が自分を利用する，危害を与える，またはだますという疑いをもつ．
- 基準 A2：友人または仲間の誠実さや信頼を不当に疑い，それに心を奪われている．
- 基準 A3：情報が自分に不利に用いられるという根拠のない恐れのために，他人に秘密を打ち明けたがらない．
- 基準 A4：悪意のない言葉や出来事の中に，自分をけなす，または脅す意味が隠されていると読む．
- 基準 A7：配偶者または性的伴侶の貞節に対して，繰り返し道理に合わない疑念をもつ．

A6．不適切な，または収縮した感情．

面接中に観察される

注：この基準は，他の利用可能な情報とともに，面接者の観察にもとづいて評価される．不適切な感情は，ある人が言っていることの内容と，その人の声の抑揚や顔の表情との不調和と定義される．それはしばしば不適切な陽気さとして表出される（例：恐ろしい出来事について話しているのに明るく笑っている）．不安に由来する不適切な笑いを含めないこと．収縮した感情には，変わらない顔の表情，単調で変化のない声の抑揚，表情身ぶりの欠如，固い姿勢を保つこと，視線を合わせないことなどを含む．収縮した感情の証拠は長期にわたって存在し，明らかに抑うつ気分または医薬品の副作用（例：神経遮断薬）に由来するものではないことである．

A7．奇妙な，風変わりな，または特異な行動または外見．

面接中に観察される

注：この基準は，情報提供者から利用できる他の情報とともに，面接者の観察にもとづいて評価される．奇妙な行動の例は，長期にわたって存在し，他の精神疾患（例：躁病エピソード，統合失調症）に由来するものではないことが必要である．例としては，路上でひとりごとを言う，明らかに

ちぐはぐな服を着ている，または暖かい日に何枚もの服を着込んでいるなどがあろう．しかし，この基準は普通とは違うが粋に着こなしている人には適用されない．

A8. 第一度親族以外には，親しい友人または信頼できる人がいない．

面接者の質問：あなたは近親の家族の他に，本当に親しい人はほとんどいないと言いました（ませんか？）．親しい友人は何人いますか？

注：シゾイドまたは統合失調型パーソナリティ障害をもつ人は，様々な理由によるが，他人との親しい関係を避ける傾向があるので，典型的には友人や信頼できる人がほとんどいない．シゾイドパーソナリティ障害をもつ人は他人との関係にほとんど興味がないという理由で親しい交友を避ける．統合失調型パーソナリティ障害をもつ人は，過剰な社交不安と社交的不器用さのため，対人関係に居心地の悪さを感じ，そのような関係を避ける．

A9. 過剰な社交不安があり，それは慣れによって軽減せず，また自己卑下的な判断よりも妄想的恐怖を伴う傾向がある．

面接者の質問：あなたはあまりよく知らない人と一緒にいると，しばしば神経質になると言いました（りますか？）．どのようなことに神経質になるのですか？ 拒絶されたり批判されたりというより，何かだまされたり危害を加えられたりすることを心配しているのですか？（少々知り合ったあとでも，不安になりますか？）

注：この基準が「2」と評価されるためには，たとえよく知っている人といるときなどの社会的な状況下で，ほとんどの人が感じるよりずっと強い居心地の悪さを感じていなければならない．統合失調型パーソナリティ障害における社交不安は本質的に，他人と関係がもてないことに根ざしており，また妄想様観念と関連している．このため，慣れることでも保証や安心がえられない．これに反して，回避性パーソナリティ障害では対人関係の初期の段階においてもっとも関連のある，恥をかかされたり拒絶されたりする恐怖を解消できるので，慣れることが不安を軽減する．

B. 統合失調症，「双極性障害または抑うつ障害，精神病性の特徴を伴う」，他の精神病性障害，または自閉スペクトラム症の経過中にのみ起こるものではない．

面接者の質問：精神病性の障害の証拠がある場合：それはあなたが精神病性障害の症状があるときだけに起こりますか？ 統合失調型パーソナリティ障害に似た症状を起こす，遷延性のアルコール過剰摂取または薬物使用の証拠がある場合：それはあなたが酔ったときかハイになったとき，あるいはアルコールや薬物をやめたときだけに起こりますか？ 統合失調型パーソナリティ障害に似た症状を起こす，一般の医学的疾患の証拠がある場合：あなたは一般の医学的疾患の発症前にそのように感じましたか？

注：妄想様症状，普通でない知覚体験，および奇異な信念は，物質使用（例：コカイン中毒）または医学的疾患（例：アルツハイマー病）の結果として起こりうる．もし統合失調型パーソナリティ障害を示唆する症状が，物質中毒または離脱の期間に限られているなら，またはそのような症状を起こすことが知られている一般の医学的疾患の期間にのみ起こる場合，統合失調型パーソナリティ障害の診断を下すべきではない．さらに，多くの精神病性障害（例：妄想性障害，統合失調症，精神病性の特徴を伴う双極性障害および抑うつ障害）が，統合失調型パーソナリティ障害を示唆する症状により特徴づけられ，ときに妄想の程度に達するかもしれない．もし妄想様症状が精神病性障害の経過中にのみ起こる場合，統合失調型パーソナリ

ティ障害の診断を下すべきではない．最後に，社交不安，親密な友人の欠如，および奇異な信念と行動は自閉スペクトラム症をもつ人の典型である．統合失調型パーソナリティ障害は自閉スペクトラム症をもつ人においては診断するべきではない．

5.6　シゾイドパーソナリティ障害

A1.　家族の一員であることを含めて，親密な関係をもちたいと思わない，またはそれを楽しいと感じない．

面接者の質問：あなたは友人や恋愛関係をもっていること，または家族とかかわることは重要ではないと言いました（ですか？）．それについてもう少し話してください．

注：対人関係をもちたい強い気持ちのないことが，シゾイドパーソナリティ障害の顕著な特徴であり，それが回避性パーソナリティ障害との違いである．回避性パーソナリティ障害においては，その人は親密な対人関係を望んでいるが，過度の社交不安から対人関係が欠如している．

A2.　ほとんどいつも孤立した行動を選択する．

面接者の質問：あなたは何かをするときに，他人とするより，ほとんどいつも1人ですると言いました（しますか？）．（それは仕事でも暇のあるときでもそうですか？）

注：この障害をもつ人は，対人関係をもつ気持ちや他の人と一緒にいようという気持ちがほとんどないので，ほとんどいつも，他の人と一緒にするより，孤立した行動を選択する．この選択は仕事と余暇活動の両方に広範囲に及んでいなければならない．

A3.　他人と性体験をもつことに対する興味が，もしあったとしても，少ししかない．

面接者の質問：あなたは他人と性体験をもつことに対する興味がほとんどないか，まったくないと言いました（ですか？）．それについてもう少し話してください．

注：他人と性的な体験をもちたいという願望がないことは，青年期以降ずっと存在していなければならず，単に拒絶されることに対する恐怖に由来しているものではない．

A4.　喜びを感じられるような活動が，もしあったとしても，少ししかない．

面接者の質問：あなたは喜びを感じるようなことが実際はほとんどないと言いました（ですか？）．それについて話してください（美味しい食事を食べるとか，セックスをするような生理的なことはどうですか？）．

注：この障害をもつ人の中には，孤立した知的な活動（例：切手収集や数学の問題を解く）から喜びをえている人もいるかもしれないが，彼らは一般的に対人的な活動や感覚的経験（例：食事やセックス）に喜びをもつ能力が欠如している．

A5.　第一度親族以外には，親しい友人または信頼できる友人がいない．

面接者の質問：統合失調型パーソナリティ障害の基準A8で既に評価されている．もし事前に評価されていなければ，SCID-5-SPQの質問44に対応した以下の質問を使用すること．あなたは近親の家族の他に，本当に親しい人はほとんどいないと言いました（ませんか？）．親しい友人は何人いますか？

注：もし面接者が事前に統合失調型パーソナリ

ティ障害の基準を評価してあれば，この基準は統合失調型パーソナリティ障害の基準 A8（質問 44）をもとにして評価できる．しかし，もし面接者が統合失調型パーソナリティ障害の評価を省略していたら，基準 A5 のために質問が用意されており，この時点でこの質問をするべきである（すなわち，「あなたは近親の家族の他に，本当に親しい人はほとんどいませんか？ 親しい友人は何人いますか？」）．シゾイドパーソナリティ障害の基準 A5 に対して「2」の評価を下すうえでの手引きは，統合失調型パーソナリティ障害の基準 A8 の注（27 頁）を参照すること．

A6. 他人の賞賛や批判に対して無関心に見える．

面接者の質問：あなたは人があなたをどう思っているかは，どうでも良いと言いました（ですか？）．他人があなたを誉めたり批判したりしたらどう感じますか？

注：このパーソナリティ傾向をもつ人は，他人との関係にほとんど興味がなく，そのため他人がその人をどう思っているかは気にしない．

A7. 情動的冷淡さ，離脱，または平板な感情状態を示す．

面接者の質問：あなたは非常に怒ったり，または喜びを感じたりするような強い感情がほとんどないと言いました（ですか？）．それについてもう少し話してください．**面接中の行動も考慮すること．**

注：直接的に観察される行動がこの基準を評価する第一の根拠になるべきである．このパーソナリティ傾向をもつ人は，通常，目に見える感情的反応のない「無表情の」外観を示し，単調で声の抑揚に変化のない話し方で，笑顔や頷きのような身ぶりや顔の表情を返すことはめったにない．彼らは，社会的な交流の正常な微妙さに気づかず，ま

たしばしば社会的手がかりに適切に反応しないので，彼らは社会的に適性がなく，または表面的で自己陶酔的にみえる．その人が特徴的にこのようにみえるのか（その人に直接質問したり，他の情報提供者に聞いたりして），その収縮した感情が抑うつ気分や医薬品の影響（例：神経遮断薬）によるものではないかを確認することは重要である．

B. 統合失調症，「双極性障害または抑うつ障害，精神病性の特徴を伴う」，他の精神病性障害，または自閉スペクトラム症の経過中にのみ起こるものではなく，他の医学的疾患の生理学的作用によるものでもない．

面接者の質問：精神病性の障害の証拠がある場合：それはあなたが**精神病性障害の症状がある**ときだけに起こりますか？ シゾイドパーソナリティ障害に似た症状を起こす，**遷延性のアルコール過剰摂取または薬物使用の証拠がある場合**：それはあなたが酔ったときかハイになったとき，あるいはアルコールや薬物をやめたときだけに起こりますか？ シゾイドパーソナリティ障害に似た症状を起こす，**一般の医学的疾患の証拠がある場合**：あなたは一般の医学的疾患の発症前にそのように感じましたか？

注：社会的無関心および快感消失はある種の医学的疾患（例：アルツハイマー病，パーキンソン病）の結果として起こりうる．もしシゾイドパーソナリティ障害を示唆する症状が医学的疾患により引き起こされていれば，シゾイドパーソナリティ障害の代わりに他の医学的疾患によるパーソナリティ変化の診断が考えられなければならない．さらに，多くの精神病性障害（例：妄想性障害，統合失調症，精神病性の特徴を伴う双極性障害および抑うつ障害）が，社会的無関心および快感消失のような症状により特徴づけられうる．症状が精神病性障害の経過中にのみ起こる場合，シゾイドパーソナリティ障害の診断をするべきではない．最後に，シゾイドパーソナリティ障害は自閉スペ

クトラム症をもつ人においては診断されるべきではない．

5.7 演技性パーソナリティ障害

1. 自分が注目の的になっていない状況では楽しくない．

面接者の質問：あなたは人の注目の的になることが好きだと言いました（ですか？）．そうでないときはどう思いますか？（楽しくないですか？）

注：認められ，他人の注目をえたい願望は正常なことである．演技性パーソナリティ障害においては，注目に対する願望が非常に強く飽くことを知らないほどになる．その人は注目の的になっていないと楽しくないと感じるので，人の集まりの中で会話を独占したり，次から次へと派手に脚色された話をしたり，または「大騒ぎをする」．

2. 他者との交流は，しばしば不適切なほど性的に誘惑的な，または挑発的な行動によって特徴づけられる．

面接者の質問：あなたは異性の気を引く傾向があると言いました（りますか？）．そのことでだれかに苦情を言われたことがありますか？ 面接中の行動も考慮すること．あなたは自分が人々を「誘っている」と思うことがよくあると言いました（りますか？）．それについて話してください．面接中の行動も考慮すること．

注：この基準はやむにやまれぬ衝動による，または見境のない誘惑的な行動（すなわち，デートや求婚期間や求愛に関係していないとき）の著しい例があるときに「2」と評価するべきである．1つの例としては，ウェイターやウェイトレス，食料品店員，配達員などのような人に誘惑的にふるまう人である．

3. 浅薄ですばやく変化する情動表出を示す．

面接中に観察される

注：この観察される基準は，本質的には感情が浅薄であることを反映する，表出された気分のすばやい変化についてのことである．例えば，その人はあるものやある人にたいへん関心を向けるかもしれないが，すぐに興味を失ったり，さもなければかんしゃくを起こしたりするが，注意が他のものに転じると，それもすぐに消えてしまう．その人の感情は，非常にすばやく現れたり消えたりするので，他人は作りものの感情をみせていると非難するかもしれない．これは境界性パーソナリティ障害の基準6（「感情の不安定性」）とは区別されるが，それは境界性パーソナリティ障害の移り変わる感情は，より深く，より持続する（数時間や数日）という点においてである．

4. 自分への関心を引くために身体的外見を一貫して用いる．

面接者の質問：あなたは服装や外見で自分に対する関心を引こうとすると言いました（しますか？）．どのようなことをするのかを言ってください．ほとんどいつもそのようなことをするのですか？

注：演技性パーソナリティ障害をもつ人は，外見で他人に印象づけることに過度に関心をもち，衣服や身だしなみに過度の時間とエネルギーとお金を費やす．彼らは外見に関して「お世辞のほめ言葉を誘い出す」かもしれず，また自分がどう見えるかに関して批判的な言葉，または好意的ではないと思う写真には，容易または過度に腹を立てるかもしれない．

5. 過度に印象的だが内容がない話し方をする．

面接中に観察される

注：この基準は面接者の観察にもとづいて評価される．演技性パーソナリティ障害をもつ人は，過度に劇的な表現とともに，過度に印象的であり，おおざっぱで，包括的で，全体的で具体的内容がない言葉をしばしば用いることで特徴づけられる話し方をする．例えば，その人はそれを裏づける事実や詳細を提供することができないのに，だれかを「とてつもない」や「すばらしい」と評するかもしれない．

6. 自己演劇化，芝居がかった態度，誇張した情動表現を示す．

面接者の質問：あなたは行動や話し方にたいへん劇的になる傾向があると言いました（りますか？）．それについて話してください（だれかに「大げさに反応する人」と呼ばれたことがありますか？）．**面接中の行動も考慮すること．**例えば，悲しい話を聞いたときにすすり泣いてしまうように，あなたは他のほとんどの人より情緒的だと言いました（ですか？）．それについて話してください．

注：この障害をもつ人は，自分自身に関する話をしたり，自分の情動を表出したりするときにたいへん劇的になる傾向がある．彼らは人前で過度の情動的な態度を示して友人や知人を困惑させるかもしれない（例：偶然会った知人を過度に感激して抱きしめたり，ささいな感傷的な場面で抑えきれずにすすり泣いたり，激しいかんしゃくを起こしたりする）．評価面接のあいだにその人の行動を観察することが，しばしばこの質問に対する答えとなろう．躁病エピソードや軽躁病エピソードの期間にのみ生じる行動を含めないように注意すること．

7. 被暗示的（すなわち，他人または環境の影響を受けやすい）．

面接者の質問：あなたは一緒にいる人や本で読んだりテレビで見たばかりのことに影響されて，自分の考えを変えてしまうことがよくあると言いました（りますか？）．それについて話してください．

注：この特徴をもつ人は，最近の一時的な流行に流されやすく，新しい確信を容易にいだき，すぐに新しい「英雄」をつくる傾向がある．彼らの意見や価値は，過度に友人や仕事仲間や家族やメディアに影響される．彼らは自分の信念や価値観の確固たる中心をもっていないようにみえる．

8. 対人関係を実際以上に親密なものと思っている．

面接者の質問：あなたは水道業者，車の整備士，また医師のようなサービスを提供する人でさえ，良い友人だと感じると言いました（ますか？）．それについて話してください．

注：この特徴は会ったばかりの人や少し話しただけの人を親友と表現することで証明されるかもしれない．

5.8 自己愛性パーソナリティ障害

1. 自分が重要であるという誇大な感覚（例：業績や才能を誇張する，十分な業績がないにもかかわらず優れていると認められることを期待する）．

面接者の質問：あなたは他のほとんどの人と比べ，より重要で，より才能があり，より成功すると言いました（しますか？）．それについて話してください．あなたは自分のことを高く思い込み

すぎていると人に言われると言いました（ますか？）．その例をいくつかあげてください．

注：自己愛性パーソナリティ障害をもつ人は，日常的に，自分の能力を過剰評価し，業績を誇張し，自慢気で見栄をはっているようにしばしばみえる．彼らは，自分の業績はその努力によると気楽に考えているかもしれないが，彼らがそれに値すると期待し感じている賞賛が目の前に現れないときには驚くかもしれない．その人の承認への期待と仕事をやりとげるまたは通常の障害をやり抜く気持ちとの不一致を見出すこと（例：要求された学位をえる，あるいは階級を上がる）．

2. 限りない成功，権力，才気，美しさ，あるいは理想的な愛の空想にとらわれている．

面接者の質問：あなたはいつかは自分のものになると期待する権力，成功，承認について考えてばかりだと言いました（いますか？）．それについてもう少し話してください（どのくらいの時間，そういうことを考えるのですか？）．あなたはいつかは自分のものになるという究極の恋愛のことを考えてばかりだと言いました（いますか？）．それについてもう少し話してください（どのくらいの時間，そういうことを考えるのですか？）．

注：このパーソナリティ特徴が成功，権力，愛などへの願望を成就するための具体的な手段の代わりに，頻回な空想や他の非生産的な活動に現われる人が，中にはいるかもしれない．例えば，ある人はものを書くことに時間を費やす代わりに，いつか偉大な小説家になると語りながらコーヒーショップで何もしないで何時間も過ごすかもしれない．別の人はその空想は本質的に達成不可能であるため，まったく実りのない活動にとらわれているかもしれない（例：ある人は究極の恋愛を求めて，毎夜独身者が集まるバーに通うかもしれない）．

3. 自分が"特別"であり，独特であり，他の特別なまたは地位の高い人達（または団体）だけが理解しうる，または関係があるべきだ，と信じている．

面接者の質問：あなたは何か問題が生じたときには，一番地位の高い人に会うことを，ほとんどいつも求めると言いました（ますか？）．いくつか例をあげてください（なぜ一番地位の高い人と会う必要があるのですか？　あなたが独特あるいは特別だからですか？　どのような方法で会うのですか？）．あなたは重要な，または影響力のある人たちと時間を過ごすようにすると言いました（していますか？）．それはなぜですか？（あなたが非常に特別あるいは独特なので，そうでない人とは時間を過ごせないからですか？）

注：自己愛性パーソナリティ障害をもつ人は，自分が特別で，独特で，他人より優れていると思っており，しばしば，同様に特別で才能があると考える人たちだけと接触をもつように限定しようとしがちである．例えば，自己愛性パーソナリティ障害をもつ人は，他の「特別」な人も出席すると保証されたあとにだけ，パーティーに出席するかもしれない．自己の重要性に関する誇大な感覚と自分が最良のものに値するという感覚の結果として，自己愛性パーソナリティ障害をもつ人は，しばしばもっとも地位の高い人（医師，弁護士，美容師，教師），またはもっとも有名な施設出身の人だけに会うよう求めたがる．

4. 過剰な賛美を求める．

面接者の質問：あなたにとって，何らかの形で他人に注目されたり，賞賛されることが重要だと言いました（ですか？）．それについてもう少し話してください．

注：自己愛性パーソナリティ障害をもつ人の自尊心は，いつも非常に壊れやすく，他人の注目や賞

賛により絶えず支持されなければならない．この障害をもつ人は，自分がいかにうまくやっているか，他人が自分をどうみているかという心配にとらわれていると答えるかもしれず，注目や賞賛の対象でないときには機嫌が悪いと答えるかもしれない．

5. 特権意識（つまり，特別有利な取り計らい，または自分が期待すれば相手が自動的に従うことを理由もなく期待する）．

面接者の質問：あなたは特別な取り計らいに値するような人である．他人はあなたの望むことを自動的にするべきであると言いました（感じますか？）．それについて話してください．

注：その人の実際の地位を考慮して，特別な取り計らいへの期待にはまったく理由がないことを確認すること．典型的には，その人は自分自身の本質的な「特別さ」を理由に，特別な取り計らいに対する特権意識を感じている．例えば，自己愛性パーソナリティ障害をもつ人は，自分の要求がとても重要なので，他人は自分より後回しにされるべきだという理由で，列に並ばなくても良いと思うかもしれない．

6. 対人関係で相手を不当に利用する（すなわち，自分自身の目的を達成するために他人を利用する）．

面接者の質問：他人の要求より自分の要求の方がたいてい優先されるべきだと言いました（ですか？）．それがどのようなときなのか，いくつか例をあげてください．あなたは他人から人を利用すると苦情を言われたことがあると言いました（りますか？）．それについて話してください．

注：特権意識と他人の欲求についての感受性の欠如から，しばしば他人を不当に利用することになる．自己愛性パーソナリティ障害をもつ人は，自分がたいへん重要で特別なので，他人がどのような結果になろうと，自分の欲求は見合ったものだと感じる．例えば，他人からの大きな献身を期待し，他人の生活への影響を考えることなく，他人を過度に働かせるかもしれない．対人関係が自尊心を高めたり，自分の目標を進めたりするような場合にのみ，彼らは他人と友情や恋愛関係を形成するかもしれない．

7. 共感の欠如：他人の気持ちおよび欲求を認識しようとしない，またはそれに気づこうとしない．

面接者の質問：あなたは一般的に，他人の欲求や気持ちは，本当は自分の問題ではないと感じると言いました（ますか？）．それについて話してください．あなたは他人の問題はしばしば退屈だと思うと言いました（いますか？）．それについて話してください．あなたは人の言うことを聞かない，人の気持ちを考えないと苦情を言われたことがあると言いました（りますか？）．それについて話してください．

注：自己愛性パーソナリティ障害をもつ人は，一般的に他人の心配，欲求，幸福に気づかない．彼らは会話の主導権を握る傾向があり，他人の気持ちや欲求を無視して，自分の心配や興味を長々と事細かに話す傾向がある．彼らは自身の困りごとや心配について話す他人をしばしば軽蔑し，いらいらする．これらの人々は自分の言葉が負わせる傷に気づかないかもしれない（例：「私には今，生涯の交友関係がある」と以前の恋人に元気よく話したり，病気のだれかの前で健康を自慢する）．彼らは共感を示す能力があるかもしれない（例：自己愛性パーソナリティ障害があるが評判の良いセラピスト）が，それが自分の目的に役立たないかぎり，共感を示さない．

8. しばしば他人に嫉妬する，または他人が自分に嫉妬していると思い込む．

面接者の質問：あなたはだれか成功している人を見ると，彼らより自分の方がそれに値していると感じると言いました（ますか？）．いくつか例をあげてください（そう感じるのはどのくらいの頻度ですか？）．あなたは他人にねたまれているとよく感じると言いました（ますか？）．あなたの何をねたむのですか？

注：自己愛性パーソナリティ障害をもつ人は，他人と同じ水準に達しているかを常に判断している．彼らは自分が賞賛や特権に値すると感じ，しばしば他人の成功を低く評価したり，ねたんだり，あるいはけなしたりする．とりわけ，他人が業績を認められたり，賞賛を受けたりしたときは，他人の貢献を厳しく低く評価するかもしれない．場合によっては，他人が自分をねたんでいるに違いないと考えている．

9. 尊大で傲慢な行動，または態度．

面接者の質問：あなたの時間や注意を向ける価値のある人はほとんどいないと思うと言いました（いますか？）．それについて話してください．**面接中の行動も考慮すること．**あなたは他人に「気位が高く力強い」または傲慢であると苦情を言われたことがあると言いました（りますか？）．それについて話してください．

注：面接者は，被検者が気取ったり，横柄な態度や行動の証拠を見つけるべきである．その態度はしばしば面接中に明らかになる．例えば，ある人は面接者の格好や外見あるいは面接自体に関して尊大にコメントする（例：だれがこのような馬鹿な質問を考え出したんだ？）．

5.9 境界性パーソナリティ障害

1. 現実に，または想像の中で，見捨てられることを避けようとするなりふりかまわない努力（注：基準5で取り上げられる自殺行為または自傷行為は含めないこと）．

面接者の質問：あなたは本当に大事にしていた人が去ってしまうことを考えて，ひどく取り乱したことがあると言いました（りますか？）．そのときあなたは何をしましたか？（相手を脅したり，嘆願したりしましたか？）それはどのくらいの頻度で起こりましたか？

注：境界性パーソナリティ障害をもつ人においては，さし迫った別離や拒絶，つまり外部構造の喪失を認識することは，自己像，感情，認知および行動における深刻な変化となりうる．この基準は特に彼らが関わり合いがあった，愛着をもっていた，または依存していただれかを離さないようにする必死の行動をさしている．離れようとしている人に，離れていかないように嘆願したり，身体的に抑制したりするような例を含む．注に示されているように，見捨てられる恐怖に反応して生じる，自殺行為または自傷行為はすでに基準5に取り上げられている．もしそのような行為が，見捨てられることを避けようとするその人の努力の現れだけなら，この基準は「0」と評価されるべきである．依存性パーソナリティ障害をもつ人も，支持や面倒見で依存していた人が離れようとすると取り乱すかもしれない．もし現実に，または想像の中で，見捨てられることを避けようと必死になることが，完全にこれらの心配により駆り立てられているなら，この基準は「2」と評価されるべきである．

2. 理想化とこき下ろしとの両極端を揺れ動くことによって特徴づけられる，不安定で激しい対人関係の様式．

面接者の質問：あなたが本当に大事にしている人との関係は，極端に良かったり悪かったりすることが何度もあると言いました（りますか？）．それについて話してください（彼らを完璧である，あなたが望むすべてであると思ったときがあったり，他のときには，彼らがひどい人だと思ったことがありましたか？　そのような人間関係は何回くらいありましたか？）．

注：この基準には3つの要素が必要である．第一に，頻回の葛藤と分離の恐怖（あるいは実際の分離の期間）で特徴づけられる不安定な対人関係の様式がなければならない．第二に，そのような対人関係は激しく，（幸福感，心酔，怒り，憤りあるいは絶望のような）強い情動がなければならない．最後に，その人は他人を，ときに過剰に理想化したり，他のときにはこき下ろしたりするような関係で，他人と関わっていなければならない．例えば，境界性パーソナリティ障害をもつ人は，世話をしてくれるか恋人になる可能性のある人を，初めてまたは2回目に会ったときに理想化し，一緒に多くの時間を過ごすことを要求し，また対人関係の初期にもっとも個人的な詳細なことまで共有するかもしれない．しかし，その後，他人を理想化することからすばやく変わり，他人が十分に面倒をみてくれない，十分なものを与えてくれない，または十分に「そうではない」と感じ，他人をこき下ろす．精神分析用語ではこのような人たちは通常，防衛機制としてスプリッティングを用いる．

3. 同一性の混乱：顕著で持続的に不安定な自己像または自己意識．

面接者の質問：あなたは自分がどういう人間なのかという考えが劇的に変わることがよくあると言いました（りますか？）．それについてもう少し話してください．あなたは相手や状況が変わると自分も変わるので，ときどき自分が本当はどういう人間かわからなくなることがあると言いました（りますか？）．いくつか例をあげてください（よくそう感じますか？）．あなたは人生の目標，職業上の計画，宗教的な信念などが突然何回も変わったと言いました（りましたか？）．それについてもう少し話してください．あなたは友人の種類，または性同一性が突然何回も変わったと言いました（りましたか？）．それについてもう少し話してください．

注：同一性とは安定した自己についての感覚で，長年にわたりパーソナリティの統一性をもたらしていることをいう．境界性パーソナリティ障害に特徴的な同一性の混乱の型は，自分がだれであるかに関するその人の感覚が極端に揺れ動くことにあり，それはしばしば，仕事や職業の目標，自覚する性指向性，個人的な価値観，友人，あるいは自己についての基本的な感覚（例：悪か善かとして）において突然の変化として現れる．その同一性の混乱が，その人の発達年齢に適切でないときのみ，この基準は「2」と評価されるべきであることに注意すること（すなわち，正常な青年期の同一性の動揺は考慮に入れるべきではない）．

4. 自己を傷つける可能性のある衝動性で，少なくとも2つの領域にわたるもの（例：浪費，性行為，物質乱用，無謀な運転，過食）（注：基準5で取り上げられる自殺行為または自傷行為は含めないこと）．

面接者の質問：あなたは衝動的に物事をしたことがよくあると言いました（りますか？）．それはどのようなことですか？（使えるお金以上のものを買ったり，見ず知らずの人とセックスをしたり，あるいは「危険なセックス」をしたり，すごく酒を飲みすぎたり，あるいは薬物に手を出したり，危険な運転をしたり，過食をしたりしたこと

はありますか？）もし今言った例で1つでもあった場合：それについて話してください．それはよくあったことですか？

注：この基準の中心的な特徴は，その人が短期的には満足するかもしれないが，長期的には破壊的になる可能性のある行動に，自分からのめり込む衝動を制御することができないことである．この面接の質問にあげられた行動は単なる例であり，網羅されていないことに注意すること．このリストで，「浪費」はその人が本当は使うお金の余裕がないものを衝動的に買うことと関係していて，「性行為」は結果的に自分を害する可能性があることを考慮せず，だれかとセックスする（あるいは「危険なセックス」をする）ことを衝動的に決めることをさす．この基準に関係して現れる注ごとに，衝動的な自殺行為または自傷行為を「自己を傷つける可能性のある2つの領域」という条件に合うものとして数えない．そのような行為は基準5で取り上げられているからである．

5. 自殺の行動，そぶり，脅し，または自傷行為の繰り返し．

面接者の質問：あなたは自分を傷つけようとしたり，自殺しようとしたり，自殺をすると脅したりしたことがあると言いました（りますか？）．「はい」の場合：最後にそれをしたのはいつですか？ あなたは自分の身体をわざと切ったり，やけどしたり，ひっかいたりしたことがあると言いました（りますか？）．それについて話してください．

注：他人に自殺念慮（「死んでいたらよかった」）を消極的に言うだけの人は，この基準を「2」とは評価しない．「自傷行為」は何ら自殺目的なしに肉体的に自己を傷つけることをさす．一般的な例では，リストカットやひっかき傷，タバコによるやけどを含む．これらの自己破壊的行動は通常，分離の恐怖，拒絶，または自分のとるべき責任が大きくなっていると考えることにより引き起こされ

る．自傷は解離性体験のあいだに起こるかもしれず，感じる能力を再確認できたり，自分が邪悪であるという感覚を償なったりすることによってしばしばおさまる．

6. 顕著な気分反応性による感情の不安定性（例：通常は2〜3時間持続し，2〜3日以上持続することはまれな，エピソード的に起こる強い不快気分，いらだたしさ，または不安）．

面接者の質問：あなたは1日のうちでも，生活の中で何が起こっているかによって，急に気分が変わってしまうことがよくあると言いました（りますか？）．それについて話してください．どのようなことで気分が変わるのですか？ 典型的には，どのくらいの時間「いやな」気分が続くのですか？

注：感情の不安定性とは，その人の気分の動揺や不安定な性質をさす．境界性パーソナリティ障害をもつ人の基本的な不快気分は怒り，パニック，絶望の期間によりしばしば中断され，幸福や満足の期間によって和らぐことがめったにない．気分の変化はしばしば突然なものであるが，気分の変化の始まりが突然であることは要求されていない．その代わりに，この基準は，頻回で比較的短期間—何日や何週というより何時間—持続する，非常に大きな気分の変化を特定している．

7. 慢性的な空虚感．

面接者の質問：あなたはしばしば心の中が空虚に感じると言いました（ますか？）．それについてもう少し話してください．

注：慢性的な空虚感は，退屈感，うつろな感じ，孤独感，またははっきりと表現できない感じにしばしば関連している．

8. 不適切で激しい怒り，または怒りの制御の困難（例：しばしばかんしゃくを起こす，いつも怒っている，取っ組み合いの喧嘩を繰り返す）.

面接者の質問：あなたは激しいかんしゃくを起こしたり，怒って自制心を失うことがよくあると言いました（りますか？）．いくつか例をあげてください．あなたは怒ると人をたたいたり，ものを投げたりすると言いました（しますか？）．いくつか例をあげてください（よくそうなるのですか？）．あなたはささいなことでもひどく腹を立ててしまうと言いました（いますか？）．いくつか例をあげてください（よくそうなるのですか？）．

注：「不適切な怒り」とは，その人の怒りが原因とは不釣り合いに強いということをさしている．怒りの制御を欠くことは，人をたたいたり，ものを投げたりするような過度な身体的表現により証明されるかもしれない．怒りはしばしば現実または想像上の優しさの欠如，喪失，放棄という形で表現される．

9. 一過性のストレス関連性の妄想様観念または重篤な解離症状.

面接者の質問：あなたは非常に動転すると，他人を疑ったり，自分の身体から分離したように感じたり，または物事が現実的に感じられなくなると言いました（りますか？）．それはどのような状況で起こりますか？

注：ストレスの強い時期に，境界性パーソナリティ障害をもつ人の中には，一過性の妄想様症状または解離症状を生じる人がいるが，追加診断（例：短期精神病性障害）と十分保証するほど重篤なことはほとんどない．妄想様観念が持続しストレスの期間と関連していない場合には，代わりに猜疑性パーソナリティ障害の診断を考えるべきである．ストレス因はしばしば現実または想像上で世話をしてくれる人（例：恋人，両親，セラピスト）の世話や注目がなくなると予想されることである．そのような状況では，世話をしてくれる人の面倒見が，現実または想像上で戻れば，その症状の寛解をもたらすようになるかもしれない．解離症状には，解離性健忘（空白の時間があるという感じがする）の期間，離人症（すなわち，自分自身からの離脱感や疎外感）または現実感消失（すなわち，外界が現実的でない，親しめないという感覚）を含む．これらのエピソードは典型的には数分から数時間持続する．

5.10 反社会性パーソナリティ障害

C. 15歳以前に発症した素行症の証拠がある．

DSM-5の反社会性パーソナリティ障害の基準Cを説明した本文解説には，「15歳以前の素行症のいくつかの症状」が出現していなければならない（American Psychiatric Association 2013，マニュアル原書659頁，同訳書650頁，手引訳書305頁）と示しているが，素行症の基準の症状がいくつ必要とされるかは示されていない．SCID-5-PDは以下の根拠にもとづき，素行症の少なくとも2つの症状を要求する基準Cを運用している．すなわち，DSM-5 おいて「いくつかの症状」という文章解説は，2つ以上の症状が必要とされることを意味するが，DSM-5の素行症の診断閾値には3つの症状が必要である．SCID-5-PDにおける反社会性パーソナリティ障害に対する基準Cの以下の項目1-15は，DSM-5の素行症の基準A1-A15を反映している．

1. （15歳以前に）しばしば他人をいじめ，脅迫し，または威嚇した．

面接者の質問：あなたは15歳になる前に，他の子どもをいじめ，脅迫し，怖がらせたことがあると言いました（りますか？）．いくつか例をあげてください．何回くらいありましたか？

5. 項目ごとのSCID-5-PDの注釈

注：脅迫の意味は身体的な危害でなければならず，単に友人関係の解消を意味するものではない．

2. （15歳以前に）しばしば取っ組み合いの喧嘩を始めた．

面接者の質問：あなたは15歳になる前に，喧嘩を始めたことがあると言いました（りますか？）．いくつか例をあげてください．何回くらいありましたか？

注：この基準は，その人が喧嘩に引き込まれただけのことではなく，喧嘩をしかけた証拠があるときのみ「2」と評価されるべきである．

3. （15歳以前に）他人に重大な身体的危害を与えるような凶器を使用したことがある（例：バット，煉瓦，割れた瓶，ナイフ，銃）．

面接者の質問：あなたは15歳になる前に，バット，煉瓦，割れた瓶，ナイフ，銃などの凶器を使って，他人を傷つけたり，脅迫したりしたことがあると言いました（りますか？）．それについて話してください．

注：重大な身体的危害を加える可能性のある凶器を使うことはいずれも「2」の評価を保証し，喧嘩で凶器を使用することから，脅迫，威嚇，強盗または性的暴行をするために使用することまでを含む．

4. （15歳以前に）人に対して身体的に残酷であった．

面接者の質問：あなたは15歳になる前に，他人に身体の痛みや苦痛を与える残酷なことをしたことがあると言いました（りますか？）．何をしたのですか？

注：この基準は，喧嘩で負わせたけがとは違い，他人をひどく苦しめたりまたは苦痛を与えたり，悩ませたりすることをさす．実際に身体的痛みを負わせていない状況も含むかもしれない（例：押入れに子どもを閉じ込める）．

5. （15歳以前に）動物に対して身体的に残酷であった．

面接者の質問：あなたは15歳になる前に，わざと動物を傷つけたことがあると言いました（りますか？）．何をしたのですか？

注：「身体的に残虐」とは，故意に動物に痛みを負わせ苦しめることを意味する．

6. （15歳以前に）被害者の面前での盗みをしたことがある（例：人に襲いかかる強盗，ひったくり，強奪，凶器を使っての強盗）．

面接者の質問：あなたは15歳になる前に，人を脅迫して，襲いかかる強盗，ひったくり，強奪をしたことがあると言いました（力ずくで奪ったりしたことがありますか？）．それについて話してください．

注：この基準は，言葉での脅迫から実際の暴力まで，面と向かった対決を必要とする．

7. （15歳以前に）性行為を強いたことがある．

面接者の質問：あなたは15歳になる前に，他人に性的なことを強制したことがあると言いました（りますか？）．それについて話してください．

注：この基準は，だれかに性行為を見るのを強要することから，だれかに服を脱がせる，だれかに性的な接触を強要する，その人の同意なしにだれかに性交を強いる（強姦）ことまで，いかなる強制された性的な行動もさす．

8. （15歳以前に）重大な損害を与えるために故意に放火をしたことがある．

面接者の質問：あなたは15歳になる前に，放火をしたことがあると言いました（りますか？）．それについて話してください．重大な損害を与えようとしたのですか？

注：重要であるのは放火が重大な損害を生じたか否かより，故意にということである．

9. （15歳以前に）故意に他人の所有物を破壊したことがある（放火以外で）．

面接者の質問：あなたは15歳になる前に，自分のものではないものをわざと壊したことがあると言いました（りますか？）．何を壊したのですか？

注：この基準は，単に表現の1つの形としてというより，故意に破壊するという目的で，所有物を破壊することをさす（すなわち，壁に落書きをするのはあてはまらないだろうが，窓ガラスを割ったり，家を壊したり，車のガソリンタンクの中に泥を入れたり，あるいはタイヤを切りつけたりするのはあてはまるだろう）．放火は前の基準で取り上げられているので，この基準には含まれない．

10. （15歳以前に）他人の住居，建造物，または車に侵入したことがある．

面接者の質問：あなたは15歳になる前に，他人の家や建造物，車に侵入したことがあると言いました（りますか？）．それについて話してください．

11. （15歳以前に）ものまたは好意をえたり，または義務を逃れるためしばしば嘘をついた（例：他人をだます）．

面接者の質問：あなたは15歳になる前に，自分が欲しいものをえるため，または何かすることから逃れるために，頻繁に他人に嘘をついたり，だましたりしたことがあると言いました（りますか？）．いくつか例をあげてください．何回くらいそうしましたか？

注：この基準は，他人を操作する嘘に言及している．厳しい罰を逃れるため，他のだれかを困らせるため，自分の両親と距離を置くためのような理由での嘘は含まない．

12. （15歳以前に）被害者の面前ではなく，多少価値のある物品を盗んだことがある（例：万引き，ただし破壊や侵入のないもの，文書偽造）．

面接者の質問：あなたは15歳になる前に，ときどきものを盗んだり，万引きしたり，金銭目的でだれかのサインを偽造したことがあると言いました（りますか？）．いくつか例をあげてください．

注：ささいなもの（例：キャンディ）を盗んだり，窃盗以外の目的でサインを偽造することは含まない．

13. （15歳以前に）親または親代わりの人の家に住んでいるあいだに，一晩中，家を空けたことが少なくとも2回，または長期にわたって家に帰らないことが1回あった．

面接者の質問：あなたは15歳になる前に，家を空けたことがあると言いました（りますか？）．2回以上ありましたか？（当時はだれと一緒に住んでいたのですか？）

注：身体的または性的虐待の直接的結果で起こった家出のエピソードは，「2」の評価に値しないことに注意すること．

5. 項目ごとの SCID-5-PD の注釈

14. （13歳以前に）親の禁止にもかかわらず，しばしば夜間に外出した．

面接者の質問：あなたは13歳になる前に，家に戻る時間を過ぎて，たいへん遅くまで外出したままだったことがよくあると言いました（りましたか？）．何回くらいありましたか？

15. （13歳以前に）しばしば学校を怠けた．

面接者の質問：あなたは13歳になる前に，よく学校をさぼったと言いました（りましたか？）．何回くらいありましたか？

A. 他人の権利を無視し侵害する広範な様式で，15歳以降起こっており，以下のうち3つ（またはそれ以上）によって示される．

A1. 法にかなった行動という点で社会的規範に適合しないこと．これは逮捕の原因になる行為を繰り返し行うことで示される．

面接者の質問：たとえ逮捕されなかった場合でも，法律に違反することをしたことがありますか？ 例えば，盗み，なりすまし，無効の小切手を切る，あるいは売春などをしたことがありますか？ すべて「いいえ」の場合：何かで逮捕されたことはありますか？

注：反社会性パーソナリティ障害をもつ人は，所有物を破壊したり，他人を攻撃したり，盗んだり，または非合法の仕事についたりするような，逮捕の原因（逮捕されようとされまいと）となる行為を繰り返すかもしれない．この基準は，ある下位群ではある種の反社会的行為が許されるかもしれないのとは違い，社会全般の社会規範（現法により規定された）について言っているのである．しかし，その行動は本質的に反社会的でなければならず，公民としての不服従行為は含まない（例：抗議するために罪を犯す）．

A2. 虚偽性．これは繰り返し嘘をつくこと，偽名を使うこと，または自分の利益や快楽のために人をだますことによって示される．

面接者の質問：欲しいものを手に入れるため，ただ面白いというためによく嘘をつきますか？ 偽名を使ったり，他人になりすましたことがありますか？ 何か手に入れるために他人をだましたことがありますか？

注：このパーソナリティ傾向をもつ人は，真実を顧みず他人をくいものにするため，あるいは他人をあやつり続けるために嘘をつく．彼らは自分の利益や快楽（例：お金，セックス，あるいは権力）をえるために頻回に嘘をついたり操作的になる．この基準は損害（例：配偶者の虐待）から自分を守るために嘘をつくことは含まない．

A3. 衝動性，または将来の計画を立てられないこと．

面接者の質問：でき心で，自分または他人にどのような影響があるかを考えずに行動することがよくありますか？ それについて話してください．それはどのようなことですか？ 次の仕事がないのに，仕事をやめたことがありますか？（何回くらいありましたか？）他に住む場所もないのに，引っ越したことがありますか？ それについて話してください．

注：このパーソナリティ傾向は，自分や他人に対する結果を予測したり考慮したりすることなく，でき心で決断することと関連している．これにより，仕事や住居，または対人関係が突然変わることになるかもしれない．「2」と評価されるためには，計画性のなさが明らかに無責任で，単に自発性のある証拠というだけではないことが必要である．

A4. 易怒性および攻撃性．これは身体的な喧嘩または暴力を繰り返すことによって示される．

面接者の質問：喧嘩をしたことがありますか？（何回くらいありましたか？）あなたは怒って他人（配偶者やパートナーを含む）をなぐったり，ものを投げつけたりしたことがありますか？（何回くらいありましたか？）子どもをひどくなぐったことがありますか？ それについて話してください．だれかの身体を痛めつけたり，傷つけたことがありますか？ それについて話してください（何回くらいありましたか？）．

注：反社会性パーソナリティ障害をもつ人は，易怒的および攻撃的になる傾向があり，繰り返し取っ組み合いの喧嘩や身体的な暴力を行うことになるかもしれない（配偶者や子どもをたたくことを含む）．自分かだれかを守るために必要とされる攻撃的な行動や，自分の仕事として必要な行動はこの基準の証拠としては含まれない．

A5. 自分または他人の安全を考えない無謀さ．

面接者の質問：飲酒したりハイな状態になって車を運転したことがありますか？ 何回スピード違反の切符を切られたり，または車の事故を起こしましたか？ よく知らない人とセックスをするときは，いつも避妊や感染予防をしますか？（自分が世話をするはずの子どもを，よくそのような危険な目に遭わせると人に言われたことがありますか？）

注：反社会性パーソナリティ障害をもつ人は，彼ら自身や他人の安全を無視する無謀さを示す．このことは彼らの運転行為（例：繰り返すスピード違反，酔っ払い運転，複数回の交通事故）で証明されるかもしれない．彼らは性行動や有害な結果が生じる危険が高いような物質使用に没頭するかもしれない．彼らは子どもをネグレクトしたり，子どもの世話ができないので，その子どもを危険にさらすかもしれない（例：子どもを高速道路上で歩かせてしまう）．

A6. 一貫して無責任であること．これは仕事を安定して続けられない，または経済的な義務を果たさない，ということを繰り返すことによって示される．

面接者の質問：最近5年間に，仕事をしていなかった期間はどのくらいありますか？ 長期間の場合：なぜですか？（仕事がなかったのですか？）仕事をしていたとき，ミスが多かったですか？「はい」の場合：なぜですか？ 金を借りたのに返さなかったことがありますか？（何回くらいですか？）子どもの養育費を払わない，または子どもやあなたに頼っている人にお金を渡さなかったことがありますか？

注：仕事面での無責任さ，または経済面での無責任さのいずれかの証拠がなければならない．仕事面での無責任さは，仕事の機会があるにもかかわらず長期間の無職，他の仕事がえられる現実的な計画がないにもかかわらずいくつも職をやめている，あるいは病気ではないのに欠勤を繰り返すことにより示されるかもしれない．経済的な無責任さは，借金の債務不履行を繰り返したり，子どもの世話や扶養を拒否したり，家族の食費や他の必要経費を自分の浪費に繰り返すことにより示されるかもしれない．

A7. 良心の呵責の欠如．これは他人を傷つけたり，いじめたり，または他人のものを盗んだりしたことに無関心であったり，それを正当化したりすることによって示される．

面接者の質問：反社会的行為の証拠はあるが良心の呵責があるかどうか不明な場合：反社会的行為についてどのように感じていますか？（あなたのした行為に何か悪い点があったと考えますか？）

あなたは**反社会的行為**が正当なものであったと思いますか？（他人がそれに値すると思いますか？）

注：反社会性パーソナリティ障害をもつ人は，自分の反社会的行為の結果に対してほとんど良心の呵責を示さない．彼らは傷つけたこと，虐待したこと，あるいはだれかから盗んだことに対して無関心であったり，表面的な合理化を示したりするかもしれない（例：「人生は不公平だ」「敗者は失敗に値する」）．彼らは犠牲者を馬鹿だ，救いようがない，あるいは当然の運命だと非難するかもしれない（例：「彼はいずれにしろ自業自得だった」）．彼らは行動の危害の及んだ結果を軽視するかもしれないし，まったくの無関心を示すだけかもしれない．彼らはすべての人が「一番である自分を助ける」ために存在し，他人に振り回されないためには，人は平気で何でもやるべきだと信じていることがある．

6. 練習

理想的には，次のような手順で練習するべきである．

1. SCID-5-PD ユーザーズガイドを勉強し，基本的な特徴と約束に慣れる．

2. SCID-5-PD のすべての語句を注意深く読み，すべての指示，質問，および診断基準をしっかりと理解する．それぞれの基準を読み進めるときに項目ごとに対応する注を参照する．

3. SCID-5-PD の質問を声を出して実際に読む練習をし，最後には SCID-5-PD の質問が自分の言葉のようになる．

4. SCID-5-PD の模範ビデオを観て，それに沿いながら自分自身で評価を下す．その後，あなたの評価とビデオで示された参考評価を比べる．ビデオは SCID ウェブサイト（www.scid5.org）で注文可能である．

5. 被検者の役を引き受けられる同僚または他者に SCID-5-PD を施行する．

6. 研究に含めようとしている人をできる限り代表するような実際の症例に SCID-5-PD を施行する．可能であれば，これらの練習ではすべての評価者が合同面接を行って個別に評価をして，その後，面接技術や評価の不一致の原因のすべてについて討論すべきである．

7. 可能であれば，同一の被検者に対して短時間のあいだに第二の面接者が再び面接する，テスト－再テスト信頼性研究を行うこと．もし面接をテープに録音した場合，各面接者にもう一人の面接者のテープを聴かせて評価させ，そのあとに不一致の原因を話し合う研究で，さらに多くのことを学べるだろう．研究者の中には，テスト－再テスト信頼性研究が実行できない者もいる．面接者の信頼性を評価するためのさほど厳密でない方法は録音テープまたはビデオテープを連続して録ることである．一般的に，最低でも 10 回の合同面接を推奨したいが，さらにそれ以上の回数が望ましい．

8. 研究を計画している調査者は，（実際の面接を直接指導することに焦点を合わせた）練習用ワークショップを調査者自身の施設で行うこと，あるいは面接した一連の面接テープを再検討するために，SCID-5-PD の著者である我々（原著者 scid5@columbia.edu）に連絡を取りたいこともあるだろう．

7. 信頼性と妥当性

7.1 SCID-5-PD の信頼性

このユーザーズガイド出版の時点で，SCID-5-PD の信頼性または妥当性に関するデータはない．しかし，その前身である DSM-III-R の SCID-II および DSM-IV の SCID-II の信頼性を調査した研究はいくつかある（表 7-1 参照）．SCID-5-PD において評価された DSM 診断のような，カテゴリー的構造の信頼性は，偶然の一致を補正した統計量である kappa 値により報告される．0.70 以上の kappa 値は良好な一致，0.50～0.70 の値はかなり良好，そして 0.50 以下は一致不良を示すとされている．カテゴリー的水準での診断の一致を決定するのに加え，いくつかの研究（例：Dreessen and Arntz 1998；Lobbestael et al. 2011；Weertman et al. 2003）で，級内相関係数（ICC）を用いて測定された，DSM パーソナリティ障害のディメンション化された版の診断的一致も決定された．これらの研究では，「ある」とスコアをつけられた項目の総数としてパーソナリティ障害をディメンション化し，表 7-1 で「傾向 ICC」として示されること，およびその障害の評価の合計（すなわち，SCID-5-PD において閾値および閾値以下とされた評価の両方を含む）は，表 7-1 で「合計 ICC」と示されることに注意すること．kappa という統計量が計算されるためには，基礎率（訳注：その変数の出現する率）が最小閾値以上であることに注意すること．それは基礎率が高すぎるか低すぎるかのいずれの場合でも診断の不一致が信頼性に過度に顕著な影響を与えるからである．そのような場合は，kappa 値は報告されないだろう（表 7-1 で"＊＊＊"と示されている）．

表 7-1 に示されるように，異なった研究や異なった診断に対する kappa の範囲は極めて広い．多くの要因が SCID-5-PD のような面接道具の信頼性に影響する．それらのいくつかを述べる．

合同面接またはテスト-再テスト研究

いくつかの研究においては，被検者が 1 人の臨床医により面接を受け，別の評価者が観察し（対面または録画を観る），その後，個別に評価を下す．合同面接はもっとも高い信頼性をつくり出すが，それはすべての評価者がまったく同じ話を聞いて，同じ面接行為を観察するためであり，また指示を省略することに忠実に従うことが，面接者により下される評価に関して観察者に手がかりを与えるためである．信頼性のさらに厳格なテストは，2 人の異なった面接者により，異なった 2 回に同じ被検者を面接するというテスト-再テスト研究である（または同じ評価者による異なった 2 回の面接）．テスト-再テスト研究では，信頼性はより低いレベルになる傾向がある．それは被検者は同じ質問をされたときでさえ，2 人の面接者に異なった話をし（情報変異），評価がばらつく結果となることがあるからである．

面接者の訓練

よく訓練され，特に一緒に訓練し仕事をした評価者は，評価の一致がより高い傾向がある．面接者の職業的な訓練（例：精神科医，心理士，ソーシャルワーカー）は，信頼性の違いに寄与しないようにみえることは注目に値する．

被検者の母集団

パーソナリティ障害をもつ被検者（パーソナリティ障害のために入院している患者のような）が重症であればあるほど，正常との境界にあるより軽症のパーソナリティ障害をもつ被検者に比べ，より信頼性のある SCID-5-PD 診断をもたらす．このことは，その障害の重症度がちょうど診断の閾値である場合に，比較的小さな診断の不一致が，診断上重大な影響を及ぼす傾向がある事実を反映している．例えば，境界性パーソナリティ障害の 9 つの基準のうちちょうど 5 つを満たす被検者にとって 1 つの基準に関する不一致は，境界性パーソナリティ障害か他の特定されるパーソ

表 7-1　SCID-II の信頼性の研究のまとめ

研究	First et al. 1995	Weiss et al. 1995	Arntz et al. 1992	Dreessen and Arntz 1998	Maffei et al. 1997	Osone and Takahashi 2003	Weertman et al. 2003	Lobbestael et al. 2011
症例数	284	31	70	43	231	120	69	151
方法	1-3週間隔．テスト-再テスト	12か月間隔．テスト-再テスト	観察者のいる合同面接	1-4週間隔．テスト-再テスト	観察者のいる合同面接	12か月間隔．テスト-再テスト	1-6週間隔．テスト-再テスト	録音テープを用いた合同面接
統計量	kappa	kappa	kappa	kappa/傾向ICC/合計ICC	kappa	kappa	kappa/傾向ICC/合計ICC	kappa/傾向ICC/合計ICC
版	DSM-III-R (米国)	DSM-III-R (米国)	DSM-III-R (オランダ)	DSM-III-R (オランダ)	DSM-IV (イタリア)	DSM-IV (日本)	DSM-IV (オランダ)	DSM-IV (オランダ)
パーソナリティ障害の種類								
回避性	0.54	−0.15	0.82	0.73/0.80/0.80	0.97	0.93	0.79/0.82/0.82	0.83/0.89/0.90
依存性	0.50	0.43	1	***/0.49/0.64	0.86	0.66	***/0.20/0.38	0.83/0.90/0.92
強迫性	0.24	0.26	0.72	***/0.75/0.84	0.83	0.86	***/0.63/0.62	0.87/0.87/0.89
受動攻撃性	0.47	0.71	0.66	***/0.62/0.60	0.91	***	***	***/0.85/0.86
自己敗北性	0.33	***	1	***/0.53/0.53	**	**	**	**
抑うつ性	*	*	*	*	0.65	0.74	***/0.71/0.76	0.94/0.94/0.95
猜疑性	0.57	0.47	0.77	***/0.66/0.63	0.93	0.49	***	***/0.85/0.85
統合失調型	0.54	0.78	0.65	***/0.59/0.71	0.91	1.0	***	***/0.62/0.69
シゾイド	***	***	***	***/***/***	0.91	0.93	***	***/0.76/0.78
演技性	0.62	0.59	0.85	***/0.24/0.36	0.92	0.8	***	***/0.75/0.72
自己愛性	0.42	0.59	1	***/***/***	0.98	0.74	***	***/0.67/0.80
境界性	0.48	0.02	0.79	***/0.72/0.75	0.91	0.85	***/0.70/0.71	0.91/0.93/0.95
反社会性	0.76	0.41	***	***/0.75/0.70	0.95	0.89	***/0.88/0.87	0.78/0.78/0.85

(注) ICC = intraclass correlation coefficient；SCID-II = Structured Clinical Interview for DSM Axis II Personality Disorders.
* 　DSM-III-R 用の SCID-II は含まれない (Spitzer et al. 1990).
** 　DSM-IV 用の SCID-II は含まれない (First et al. 1997).
*** 症例数が少ないため，報告されない．

ナリティ障害の診断という違いとなる一方，9つの基準のうち7つを満たす患者にとって1つの基準の不一致は，明らかな診断上の不一致とはならないだろう．

基礎率

研究対象の母集団におけるその診断の基礎率は，報告された信頼性に影響する．もし診断道具に対する測定誤差が一定である場合，信頼性は基礎率により直接的に変異する．そのためよくみられる診断より，まれな診断に対して良好な信頼性をえることは困難である．

7.2　SCID-II の妥当性

Skodolと共同研究者(1988)が，SCID-IIとLEAD標準(Spitzer 1983)を用いてパーソナリティ評価の結果を比較した．LEAD標準は，被検者に関して利用可能な縦断評価(L；longitudinal assessment，時間をかけて集められたデータにもとづいている)，専門的な診断専門家(E；expert)によりなされたもの，および家族の情報提供者，治療録の見直し，および臨床スタッフの観察など，すべてのデータ(AD；All Data)を用いた調査を含む．Skodolら(1988)はSCID-II(Spitzer et al. 1990)の診断力(施行されたすべてのテスト結果に対する真のテスト結果の比率)は，診断により異なる(自己愛性パーソナリティ障害の0.45から反社会性パーソナリティ障害の0.95)ことを見出した．SCID-IIと他のパーソナリティ評価(例：Millon Clinical Multiaxial Inventory, Personality Disorder Examination)を比較したいくつかの研究(O'Boyle and Self 1990；Oldham et al. 1992；Rennenberg et al. 1992)では，それらの道具のあいだにかなり不一致を示したが，どの道具がより妥当かに関しての結論には至らなかった．Ryderと共同研究者(2007)は収束性の妥当性，発散性の妥当性，全般のパーソナリティ傾向との関係，および機能障害との関係に関連し，SCID-IIを用いてDSM-IVパーソナリティ障害の項目を評価した．彼らは境界性パーソナリティ障害の項目のみが，すべての4つの評価基準を満たしていたと見出した．この研究はSCID-IIという道具そのものというより，DSM-IVパーソナリティ障害の妥当性を調べる研究であったことに注意するべきである．

7.3　SCID-II 患者質問票の精神測定上の特性

3つの研究(Ekselius et al. 1994；Jacobsberg et al. 1995；Nussbaum and Rogers 1992)は，スクリーニングの道具として用いられたときのSCID-II-PQの感度と特異度を調べ，偽陰性率が非常に低いことを確認した．SCID-II-PQは独立した道具として作成されたものではないが，Ekseliusと共同研究者(1994)は，SCID-II-PQのためのカットオフスコアを決めることが可能であり，その結果は全kappaの一致率が0.78のSCID-II面接によりえられたものと同様のパーソナリティ障害診断となった．Ballと共同研究者(2001)もSCID-II-PQを独立した道具として用い，SCID-II-PQで評価したパーソナリティ障害の内的整合性が，シゾイドパーソナリティ障害を除いたすべてのパーソナリティ障害に対して0.6(容認できる値としての最低値，0.35～0.80)以上であると見出した．

8.　文献

American Psychiatric Association：Diagnostic and Statistical Manual of Mental Disorders, 3rd Edition (DSM-III). Washington, DC, American Psychiatric Association, 1994

American Psychiatric Association：Diagnostic and Statistical Manual of Mental Disorders, 3rd Edition, Revised(DSM-III-R). Washington, DC, American Psychiatric Association, 1994

American Psychiatric Association：Diagnostic and Statistical Manual of Mental Disorders, 4th Edition (DSM-IV). Washington, DC, American Psychiatric Association, 1994

American Psychiatric Association：Diagnostic and Statistical Manual of Mental Disorders, 4th Edition,

Text Revision (DSM-IV-TR). Washington, DC, American Psychiatric Association, 1994

American Psychiatric Association: Diagnostic and Statistical Manual of Mental Disorders, 5th Edition (DSM-5). Arlington, VA, American Psychiatric Association, 2013

Arntz A, van Beijsterveldt B, Hoekstra R, Hofman A, et al: The interrater reliability of a Dutch version of the Structured Clinical Interview for DSM-III-R Personality Disorders. Acta Psychiatr Scand 85(5): 394-400, 1992

Ball SA, Rounsaville BJ, Tennen H, Kranzler HR: Reliability of personality disorder symptoms and personality traits in substance-dependent inpatients. J Abnorm Psychol 110(2): 341-352, 2001

Calderone A, Mauri M, Calabrò PF, Piaggi P, et al: Exploring the concept of eating dyscontrol in severely obese patients candidate to bariatric surgery. Clin Obes 5(1): 22-30, 2015

Casadio P, Olivoni D, Ferrari B, Pintori C, et al: Personality disorders in addiction outpatients: prevalence and effects on psychosocial functioning. Subst Abuse 8: 17-24, 2014

Dreessen L, Arntz A: Short-interval test-retest interrater reliability of the Structured Clinical Interview for DSM-III-R personality disorders (SCID-II) in outpatients. J Pers Disord 12(2): 138-148, 1998

Edens JF, Kelley SE, Lilienfeld SO, Skeem JL, et al: DSM-5 antisocial personality disorder: predictive validity in a prison sample. Law Hum Behav 39(2): 123-129, 2015

Ekselius L, Lindstrom E, von Knorring L, Bodlund O, et al: SCIDII interviews and the SCID Screen questionnaire as diagnostic tools for personality disorders in DSM-III-R. Acta Psychiatr Scand 90(2): 120-123, 1994

First MB, Spitzer RL, Gibbon M, Williams JBW, et al: The Structured Clinical Interview for DSM-III-R Personality Disorders (SCID-II). Part II: multi-site test-retest reliability study. J Pers Disord 9(2): 92-104, 1995

First MB, Gibbon M, Spitzer RL, Williams JBW, et al: Structured Clinical Interview for DSM-IV Axis II Personality Disorders (SCID-II). Washington, DC, American Psychiatric Press, 1997

Gremaud-Heitz D, Riemenschneider A, Walter M, Sollberger D, et al: Comorbid atypical depression in borderline personality disorder is common and correlated with anxiety-related psychopathology. Compr Psychiatry 55(3): 650-656, 2014

Huprich SK, Paggeot AV, Samuel DB: Comparing the Personality Disorder Interview for DSM-IV (PDI-IV) and SCID-II borderline personality disorder scales: an item-response theory analysis. J Pers Assess 97(1): 13-21, 2015

Jacobsberg L, Perry S, Frances A: Diagnostic agreement between the SCID-II screening questionnaire and the Personality Disorder Examination. J Pers Assess 65(3): 428-433, 1995

Lobbestael J, Leurgans M, Arntz A: Inter-rater reliability of the Structured Clinical Interview for DSM-IV Axis I Disorders (SCID I) and Axis II Disorders (SCID II). Clin Psychol Psychother 18(1): 75-79, 2011

Maffei C, Fossati A, Agostoni I, Barraco A, et al: Interrater reliability and internal consistency of the Structured Clinical Interview for DSM-IV Axis II personality disorders (SCID-II), version 2.0. J Pers Disord 11(3): 279-284, 1997

Martín-Blanco A, Ferrer M, Soler J, Salazar J, et al: Association between methylation of the glucocorticoid receptor gene, childhood maltreatment and clinical severity in borderline personality disorder J Psychiatr Res 57: 34-40, 2014

Mulder RT, Joyce PR, Frampton CM: Personality disorders improve in patients treated for major depression Acta Psychiatr Scand 122(3): 219-225, 2010

Nussbaum D, Rogers R: Screening psychiatric patients for Axis II disorders. Can J Psychiatry 37: 658-660, 1992

O'Boyle M, Self D: Comparison of two interviews for DSM-III-R personality disorders. Psychiatry Res 32: 85-92, 1990

Odlaug BL, Schreiber LR, Grant JE: Personality disorders and dimensions in pathological gambling. J Pers Disord 26(3): 381-392, 2012

Oldham JM, Skodol AE: Charting the future of Axis II. J Pers Disord 14: 17-29, 2000

Oldham JM, Skodol AE, Kellman HD, Hyler SE, et al: Diagnosis of DSM-III-R personality disorders by two structured interviews: patterns of comorbidity. Am J Psychiatry 149(2): 213-220, 1992

Osone A, Takahashi S: Twelve month test-retest reliability of a Japanese version of the Structured Clinical Interview for DSM-IV Personality Disorders. Psychiatry Clin Neurosciences57(5): 532-538, 2003

Renneberg B, Chambless DL, Dowdall DJ, Fauerbach JA, et al: A structured interview for DSM-III-R, Axis II, and the Millon Clinical Multiaxial Inventory: a concurrent validity study of personality disorders among anxious outpatients. J Pers Disord 6(2): 117-124, 1992

Rojas EC, Cummings JR, Bornovalova MA, Hopwood CJ, et al: A further validation of the Minnesota Borderline Personality Disorder Scale. Personal Disord 5(2): 146-153, 2014

Ryder AG, Costa PT Bagby RM: Evaluation of the SCID-II personality disorder traits for DSM-IV: coherence, discrimination, relations with general personality traits, and functional impairment. J Pers Disord 21(6): 626-637, 2007

Sharp C, Wright AG, Fowler JC, Frueh BC, et al: The structure of personality pathology: both general ('g') and specific ('s') factors? J Abnorm Psychol 124(2): 387-398, 2015

Skodol AE, Rosnick L, Kellman D, Oldham JM, et al: Validating structured DSM-III-R personality disorder assessments with longitudinal data. Am J Psychiatry 145：1297-1299, 1988

Spitzer RL：Psychiatric diagnosis：are clinicians still necessary? Compr Psychiatry 24(5)：399-411, 1983

Spitzer RL, Williams JBW, Gibbon M, First MB：Structured Clinical Interview for DSM-III-R Axis II Disorders(SCID-II). Washington, DC, American Psychiatric Press, 1990

Uguz F, Engin B, Yilmaz E：Quality of life in patients with chronic idiopathic urticaria：the impact of Axis I and Axis II psychiatric disorders. Gen Hosp Psychiatry 30(5)：453-457, 2008

Weertman A, Arntz A, Dreessen L, van Velzen C, et al：Short-interval test-retest interrater reliability of the Dutch version of the Structured Clinical Interview for DSM-IV personality disorders(SCID-II). J Pers Disord 17(6)：562-567, 2003

Weiss RD, Najavits LM, Muenz LR, Hufford C：Twelve-month test-retest reliability of the structured clinical interview for DSM-III-R personality disorders in cocaine-dependent patients. Compr Psychiatry 36(5)：384-389, 1995

Williams ED, Reimherr FW, Marchant BK, Strong RE, et al：Personality disorder in ADHD Part 1：assessment of personality disorder in adult ADHD using data from a clinical trial of OROS methylphenidate. Ann Clin Psychiatry 22(2)：84-93, 2010

9. 付録：SCID-5-SPQ および SCID-5-PD の症例

この付録では「ニック」という症例に対して，SCID-5-SPQ と SCID-5-PD の完全実施例およびその考察を示す．

ニック

一般の身体的診察の途中で，25歳の独身のアフリカ系アメリカ人のニックは，不意に泣き出し，自分がたいへん落ち込んでいて，10代の頃にこのように感じたときにしてしまった自殺企図のことを考えていると言い出した．医師は彼を精神科診察へと紹介した．

ニックは背が高くひげを生やし，筋肉質でハンサムである．彼は白いスーツをきちっと着こなし，襟にバラをつけている．彼は精神科医の診察室に入ると，芝居がかったように立ち止まり叫んだ．「バラはこの季節きれいじゃないかい？」なぜ診察に来たのかと聞かれ，ニックは笑いながらかかりつけの医師が「自分のことを心配してくれているようだから」，安心させるために来たと答えた．彼はまた精神療法に関する本を読んできており，「だれか非常に特別な人で私を理解できる人がいるかもしれない．私はとても信じられないような患者になるのだ」と思っている．それから彼は面接の主導権を握り，自分自身について話し始めた．初めの陳述のあと，半分冗談めいて「あなたが私のかかりつけの医師くらい魅力的だったらいいと思っていたんだ」と言った．

ニックはアタッシュケースから新聞の切り抜き帳，履歴書，写真，その写真のいくつかは彼が有名人と一緒に写っているもので，またジョージ・ワシントンの顔を自分の顔で置き換えた1ドル札のコピーを取り出す．これらのものを手がかりにして彼は自分の物語を始める．

彼はこの数年間で，今や有名な何人かの俳優を

「堀り出した」し，俳優の1人を「ティーンエイジャーのあこがれの的の完全な肉体」だと評する．ニックはその俳優の宣伝を買って出て，その仕事の一部として，その俳優のヒットした映画の有名なシーンをまねて水着でポーズを取った．ニックはその俳優の声をまね，笑いながら次には真面目に，いかに彼とその俳優に似た過去があるかを語る．それは2人とも両親と仲間に無視されたが，この無視を克服し人気者になったということである．その俳優が町に来たときニックはリムジンを借り，あたかも彼がそのスターであるかのように「冗談で」現れた．その俳優の代理人は彼のしたことに対して不快感を表し，その結果ニックは激怒した．ニックは冷静になると「他人を売り出すのに自分の時間を費やしてしまった．今や自分を売り出すときだ」と悟った．その俳優の写真をさして「いつか，彼は私のファンクラブの会長になりたがるだろう」と言う．

ニックはプロの役者としての経験はほとんどないが，成功は「時間の問題」であると確信している．俳優たちのために書いた資料を取り出し「私は神に手紙を書くべきなのだ．神は彼らを愛するだろう！」と言う．その資料にはニックが受付に出したものとは違った名前でサインがあるので，精神科医が驚くと，ニックは改名について説明した法的書類を引っ張り出す．彼は自分の姓を捨てて，ミドルネームを新しい姓としている．

愛の生活に関して聞かれたニックは，恋人はいないと言い，これは人が単に「表面的」だからと言う．それから彼は自分でタイプして，自分の以前の恋人の名前を入れて「2人の関係は終わった」と見出しにした新聞記事の切り抜きを示す．ニックはつい最近，彼と同じファーストネームの男性とデートしてあこがれていた．しかし，夢から覚めたとき，その男が醜く，みすぼらしい格好をしているとわかり，彼は幻滅した．ニックはその後100以上のネクタイと約30着のスーツを持っていると言い，「自分を着飾る」ことにどれほど多くの時間を使っているかを自慢している．彼は同性愛者の男性を「セックスにだけ興味のある奴だ」と評して，今は他のだれとも同性愛の関係はない．彼は異性を愛する男性を「愚かで審美眼がない」と考えている．ニック自身を理解してくれたのは，彼が経験したことと同じくらい苦しんだ経験のある年上の男性だけである．「いつか，私を無視した愚かでめでたい奴らが，私の映画を観るために列をつくるだろう」．

ニックの父は，しょっちゅう小言を言い，めったに家にいないアルコール依存症患者で，女性関係が多い人だった．母は「友達のよう」だった．母はいつも夫の女性関係のことで落ち込んでいて，しばしば息子が18歳になるまでおやすみのキスをし，息子を頼ったが，その後，母自身も浮気を始めた．そのときニックは見捨てられたと感じ，自殺のまねをした．彼はひどく苦しんだ幼少期を語り，風変わりなことで仲間にいじめられ，ボディビルを始めたと語った．

面接の最後にニックは，クリニック関連の経験豊富な臨床家で，彼にも支払えるであろう1時間50ドルの料金しか請求しない医師を紹介された．しかし，ニックは「自分がえる以上のものを治療者の方がえられるだろう」から，だれに対しても治療費を支払う必要は見あたらないといい，無料で治療してくれる人を紹介するように要求した．

考察

SCID-5-PDで○がつけられた質問の番号はSCID-5-SPQで「はい」と答えられた質問に対応することに注意すること．SCID-5-PD面接は第一にこれらの○がつけられた質問に焦点を合わせて

この症例「ニック」は Spitzer RL, Gibbon M, Skodol AE, Williams JBW, et al : *DSM-IV-TR Casebook : A Learning Companion to the Diagnostic and Statistical Manual of Mental Disorders, Fourth Edition, Text Revision*. Washington, DC, American Psychiatric Publishing, 2002, pp84-85，より転載した．許諾あり．著作権© 2002 APP．「ニック」の人物固定は脚色済み．現実のある人物に似ている臨床的特徴のどの部分も偶然の一致であるだろうし，我々は特にそれを避けるようにした．

おり，対応するスクリーニング質問が否定的に答えられているので，○がつけられなかった質問に対応する SCID-5-PD 項目は多くの場合は「0」と評価されるべきである．○がつけられた質問についてさらに検討するとき，評価を下す根拠を見直せるよう，被検者の反応の内容をその項目の下に書きとめておくと良い．

SCID-5-PD を通して，被検者が SCID-5-SPQ に「はい」と記した多くの項目は，結局「0」か「1」の評価で終わる．これは一般的に，その質問が意図した意味を誤解したり，あるいは「2」の評価を支持する十分な証拠がなかったりするためである．例えば，ニックが SCID-5-SPQ の質問 19（「あなたは物事の善悪に関して，とても厳しい基準をもっていますか？」）に「はい」と記入しているのは，彼がスタイルやファッションにとても厳しい基準をもっているからである．しかし，実際にはこの質問は道徳，倫理，または価値観についての事柄に過度に良心的で柔軟性を欠く強迫性パーソナリティ傾向に関して尋ねているので，この項目（強迫性パーソナリティ障害の基準 4，分野コード PD21）は，「0」と評価される．同様に，被検者は SCID-5-SPQ の質問 14（「あなたは親しい関係が終わると，すぐにだれか自分の面倒をみてくれる人を見つけようとしますか？」）に「はい」と答えているのは，彼が 1 つの関係が終わったあと，母に会いに家に帰ったからである．これはたった 1 つの状況でのみ生じたので，この項目（依存性パーソナリティ障害の基準 7，分野コード PD15）は，最終的に「1」と評価される．

たとえ被検者が SCID-5-SPQ で「いいえ」と答えたとしても，面接者は自己愛性パーソナリティ障害と境界性パーソナリティ障害の両方の基準のすべてに関して質問する必要があることに注意すること．評価中に被検者の現在の症状が自己愛性パーソナリティ障害を強く示唆していたので，自己愛性パーソナリティ障害（分野コード PD65–PD74）の SCID-5-PD 評価中，SCID-5-SPQ で「いいえ」と答えられた質問をいつ聞き直すかに関する SCID-5-PD の約束に従って，面接者は被検者が SCID-5-SPQ の対応する項目に「はい」と答えなかったとしても，自己愛性パーソナリティ障害の項目すべてについて質問する必要がある．同様に，SCID-5-SPQ に「はい」と答えたものに対応した境界性パーソナリティ障害の項目に限定したあと，面接者は境界性パーソナリティ障害の診断を下すためには 1 つだけ足りない（つまり，基準 1, 2, 4, 6 が「2」と評価され，5 つの基準項目が要求されている）．そこで「いいえ」の答えが真の否定を表しているかを確認するために，面接者は SCID-5-SPQ で「いいえ」と答えられた残りの項目すべてに関して質問する必要がある．

SCID-5-PD サマリースコアシートで，この被検者は自己愛性パーソナリティ障害と演技性パーソナリティ障害の 2 つのパーソナリティ障害をもっており，それぞれの障害の 7 項目と 5 項目を満たしている．さらに，評価された項目の多く（例：不安定で激しい対人関係，衝動性，感情の不安定性）がニックに臨床的に意味のある機能障害を引き起こしているので，境界性パーソナリティ障害の臨床的に意味のある特徴があるという事実に注意しなければならない．最後に，ニックの評価のディメンション的プロファイルは，B 群ディメンションにおける顕著な上昇を示している．〔被検者が子どものときに素行症の症状がまったくないので，反社会性パーソナリティ障害の質問は省略されていることに注意すること．もし面接者が反社会性パーソナリティ障害の傾向のディメンションスコアを決定することに興味があるなら，それらの質問も尋ねて評価する必要があろう（付録では記入）〕．

「ニック」の SCID-5-SPQ および SCID-5-PD の実例は次頁から始まる．

STRUCTURED CLINICAL INTERVIEW FOR DSM-5®
SCREENING PERSONALITY QUESTIONNAIRE

Michael B. First, M.D.
Janet B. W. Williams, Ph.D.
Lorna Smith Benjamin, Ph.D.
Robert L. Spitzer, M.D.

SCID-5-SPQ 記入例

DSM-5® パーソナリティ障害のための構造化面接（SCID-5-PD）のためのスクリーニングとして使用されるように作製されている

監訳 髙橋三郎
訳 大曽根彰

あなたのイニシャル： N A K
今日の日付： 2015 / 7 / 24   PQ1

以下は記入の必要はありません

Study No.： ＿＿＿＿＿＿＿＿   PQ2
ID No.： 1 0 2 3   PQ3

医学書院

SCID-5-SPQ

記入方法

この質問票は，あなたがどのようなタイプであるかお聞きするものです．つまり，過去数年間，あなたが普段どのように感じ，行動したかということについての質問です．もし質問があなたに完全にあてはまるか，だいたいあてはまるなら「はい」を○で囲んでください．もし質問があてはまらないなら「いいえ」を○で囲んでください．もし質問の意味がわからないときには，何も印をつけないでください．

1.	あなたは多くの人と関わり合いをもたなければならない仕事や課題を避けたことがありますか？	(いいえ)	はい	PQ4
2.	あなたは他人があなたを好きになるという確信がなければ人と関係をもつことを避けますか？	(いいえ)	はい	PQ5
3.	あなたは身近な人にも心を開くことが難しいと感じますか？	(いいえ)	はい	PQ6
4.	あなたは人前で批判されたり，拒絶されたりすることをよく心配しますか？	(いいえ)	はい	PQ7
5.	あなたは初対面の人と会ったとき，たいてい無口ですか？	(いいえ)	はい	PQ8
6.	あなたは自分のことを，他のほとんどの人ほど良いところがない，頭が良くない，魅力的でないと信じていますか？	(いいえ)	はい	PQ9
7.	あなたは難しそうなことをしたり，新しいことを試みることが恐いですか？	(いいえ)	はい	PQ10
8.	あなたは何を着たら良いか，レストランで何を注文すれば良いかなど，普段のことを決めるのにも，他人から多くの助言や保証がないと困難ですか？	いいえ	(はい)	PQ11
9.	あなたは生活上の重要なこと，例えば金銭，子どもの養育，住まいに関することについても他人に頼りますか？	(いいえ)	はい	PQ12
10.	あなたは相手が間違っていると思っても，反対することは難しいですか？	(いいえ)	はい	PQ13
11.	あなたは自分自身で物事を始めたり，取りかかったりすることが難しいですか？	(いいえ)	はい	PQ14

12.	あなたは他人に世話をしてもらうことがたいへん重要なので，他人のために不快なことや理不尽なことまでしてしまいますか？	**いいえ** / はい	PQ15
13.	あなたは1人になると，たいてい落ち着かないですか？	**いいえ** / はい	PQ16
14.	あなたは親しい関係が終わると，すぐにだれか自分の面倒をみてくれる人を見つけようとしますか？	いいえ / **はい**	PQ17
15.	あなたは自分が1人残されて，自分で自分の面倒をみることになることを，とても心配していますか？	**いいえ** / はい	PQ18
16.	あなたは細かいこと，物の順序，組立て方を重視したり，一覧表や予定表をつくったりするのに多くの時間を費やすタイプですか？	**いいえ** / はい	PQ19
17.	あなたは物事を正確に正しくしようと多くの時間をかけすぎて，物事が終わらなくなりますか？	**いいえ** / はい	PQ20
18.	あなたは仕事や生産的であることに非常にのめり込みますか？	**いいえ** / はい	PQ21
19.	あなたは物事の善悪に関して，とても厳しい基準をもっていますか？	いいえ / **はい**	PQ22
20.	あなたはいつか役に立つかもしれないと，ものを捨てるのに困ったことがありますか？	**いいえ** / はい	PQ23
21.	あなたは自分の希望する通りの方法で物事をすることに同意してくれないと，他人と一緒に仕事をしたり，仕事を頼みたくないですか？	いいえ / **はい**	PQ24
22.	あなたは自分自身や他人のためにお金を使いたくないですか？	**いいえ** / はい	PQ25
23.	あなたは一度計画を立てたら，変更することが難しいですか？	**いいえ** / はい	PQ26
24.	あなたは頑固だと他人に言われたことがありますか？	いいえ / **はい**	PQ27
25.	あなたは他人が利用している，危害を加えている，または嘘をついていると感じることがよくありますか？	**いいえ** / はい	PQ28

SCID-5-SPQ   3

#	質問	回答	コード
26.	あなたは他人を信じない，自分のことを話さない人ですか？	(いいえ) / はい	PQ29
27.	あなたは他人に悪く利用されることを恐れて，自分のことは人に教えないのが一番良いと思いますか？	いいえ / (はい)	PQ30
28.	あなたは他人が言ったり行ったりすることで，脅しや侮辱を感じることがよくありますか？	(いいえ) / はい	PQ31
29.	あなたは自分を侮辱したり，軽蔑した人を恨み続け，または許すのに長い時間がかかりますか？	(いいえ) / はい	PQ32
30.	あなたはずっと以前に自分にされたり，言われたりしたことで許せない人が大勢いますか？	(いいえ) / はい	PQ33
31.	あなたはだれかに批判されたり侮辱されると，怒ったり，罵声を浴びせたりすることがよくありますか？	いいえ / (はい)	PQ34
32.	あなたは自分の配偶者やパートナーが浮気をしているのではないかと，ときどき疑ったことがありますか？	いいえ / (はい)	PQ35
33.	あなたは外出して人々の中にいて，他人が話をしているのを見ると，自分のことを話しているように感じることがよくありますか？	いいえ / (はい)	PQ36
34.	あなたは人々と一緒になると，見られていたり，見つめられているように感じることがよくありますか？	いいえ / (はい)	PQ37
35.	あなたは歌詞や映画の中，またはテレビ放送の中の何かが，とりわけあなたに特別な意味があるように感じることがよくありますか？	(いいえ) / はい	PQ38
36.	あなたは迷信深い人間ですか？	(いいえ) / はい	PQ39
37.	あなたは何かを願ったり考えたりするだけで，そのことを引き起こすことができるかのように感じたことがありますか？	(いいえ) / はい	PQ40
38.	あなたは個人的な超自然的体験がありますか？	(いいえ) / はい	PQ41
39.	あなたは自分には物事を知ったり予測できる「第六感」があると信じていますか？	(いいえ) / はい	PQ42

#	質問	回答	コード
40.	あなたはすべてが非現実的であると感じたり，あなたが自分の身体や心から離れて感じたり，または自分自身の思考や動作を外部から見ている観察者のように感じたりすることがよくありますか？	(いいえ) はい	PQ43
41.	あなたは他人に見えないものを見ることがよくありますか？	(いいえ) はい	PQ44
42.	あなたは自分の名前をささやく声をよく聞きますか？	(いいえ) はい	PQ45
43.	だれも見えないのに，だれかがそばにいるような感じや，何かの力がそばにあるような感じがしたことがありますか？	(いいえ) はい	PQ46
44.	あなたは近親の家族の他に，本当に親しい人はほとんどいませんか？	(いいえ) はい	PQ47
45.	あなたはあまりよく知らない人と一緒にいると，しばしば神経質になりますか？	(いいえ) はい	PQ48
46.	あなたは友人や恋愛関係をもっていること，または家族とかかわることは重要ではないですか？	(いいえ) はい	PQ49
47.	あなたは何かをするときに，他人とするより，ほとんどいつも1人でしますか？	(いいえ) はい	PQ50
48.	あなたは他人と性体験をもつことに対する興味がほとんどないか，まったくないですか？	(いいえ) はい	PQ51
49.	あなたは喜びを感じるようなことが実際はほとんどないですか？	(いいえ) はい	PQ52
50.	あなたは人があなたをどう思っているかは，どうでも良いですか？	(いいえ) はい	PQ53
51.	あなたは非常に怒ったり，または喜びを感じたりするような強い感情がほとんどないですか？	(いいえ) はい	PQ54
52.	あなたは人の注目の的になることが好きですか？	いいえ (はい)	PQ55
53.	あなたは異性の気を引く傾向がありますか？	いいえ (はい)	PQ56

54.	あなたは自分が人々を「誘っている」と思うことがよくありますか？	(いいえ) はい	PQ57
55.	あなたは服装や外見で自分に対する関心を引こうとしますか？	いいえ (はい)	PQ58
56.	あなたは行動や話し方にたいへん劇的になる傾向がありますか？	いいえ (はい)	PQ59
57.	例えば，悲しい話を聞いたときにすすり泣いてしまうように，あなたは他のほとんどの人より情緒的ですか？	(いいえ) はい	PQ60
58.	あなたは一緒にいる人や本で読んだりテレビで見たばかりのことに影響されて，自分の考えを変えてしまうことがよくありますか？	(いいえ) はい	PQ61
59.	あなたは水道業者，車の整備士，また医師のようなサービスを提供する人でさえ，良い友人だと感じますか？	(いいえ) はい	PQ62
60.	あなたは他のほとんどの人と比べ，より重要で，より才能があり，より成功しますか？	いいえ (はい)	PQ63
61.	あなたは自分のことを高く思い込みすぎていると人に言われますか？	いいえ (はい)	PQ64
62.	あなたはいつかは自分のものになると期待する権力，成功，承認について考えてばかりいますか？	いいえ (はい)	PQ65
63.	あなたはいつかは自分のものになるという究極の恋愛のことを考えてばかりいますか？	(いいえ) はい	PQ66
64.	あなたは何か問題が生じたときには，一番地位の高い人に会うことを，ほとんどいつも求めますか？	いいえ (はい)	PQ67
65.	あなたは重要な，または影響力のある人たちと時間を過ごすようにしていますか？	いいえ (はい)	PQ68
66.	あなたにとって，何らかの形で他人に注目されたり，賞賛されることが重要ですか？	いいえ (はい)	PQ69

67. あなたは特別な取り計らいに値するような人である，他人はあなたの望むことを自動的にするべきであると感じますか？	いいえ	**はい**	PQ70
68. 他人の要求より自分の要求の方がたいてい優先されるべきですか？	**いいえ**	はい	PQ71
69. あなたは他人から人を利用すると苦情を言われたことがありますか？	**いいえ**	はい	PQ72
70. あなたは一般的に，他人の欲求や気持ちは，本当は自分の問題ではないと感じますか？	**いいえ**	はい	PQ73
71. あなたは他人の問題はしばしば退屈だと思いますか？	**いいえ**	はい	PQ74
72. あなたは人の言うことを聞かない，人の気持ちを考えないと苦情を言われたことがありますか？	**いいえ**	はい	PQ75
73. あなたはだれか成功している人を見ると，彼らより自分の方がそれに値していると感じますか？	いいえ	**はい**	PQ76
74. あなたは他人にねたまれているとよく感じますか？	いいえ	**はい**	PQ77
75. あなたの時間や注意を向ける価値のある人はほとんどいないと思いますか？	**いいえ**	はい	PQ78
76. あなたは他人に「気位が高く力強い」または傲慢であると苦情を言われたことがありますか？	**いいえ**	はい	PQ79
77. あなたは本当に大事にしていた人が去ってしまうことを考えて，ひどく取り乱したことがありますか？	いいえ	**はい**	PQ80
78. あなたが本当に大事にしている人との関係は，極端に良かったり悪かったりすることが何度もありますか？	いいえ	**はい**	PQ81
79. あなたは自分がどういう人間なのかという考えが劇的に変わることがよくありますか？	**いいえ**	はい	PQ82
80. あなたは相手や状況が変わると自分も変わるので，ときどき自分が本当はどういう人間かわからなくなることがありますか？	**いいえ**	はい	PQ83

#	質問	回答	コード
81.	あなたは人生の目標，職業上の計画，宗教的な信念などが突然何回も変わりましたか？	**いいえ** / はい	PQ84
82.	あなたは友人の種類，または性同一性が突然何回も変わりましたか？	**いいえ** / はい	PQ85
83.	あなたは衝動的に物事をしたことがよくありますか？	いいえ / **はい**	PQ86
84.	あなたは自分を傷つけようとしたり，自殺しようとしたり，自殺をすると脅したりしたことがありますか？	いいえ / **はい**	PQ87
85.	あなたは自分の身体をわざと切ったり，やけどしたり，ひっかいたりしたことがありますか？	**いいえ** / はい	PQ88
86.	あなたは1日のうちでも，生活の中で何が起こっているかによって，急に気分が変わってしまうことがよくありますか？	いいえ / **はい**	PQ89
87.	あなたはしばしば心の中が空虚に感じますか？	**いいえ** / はい	PQ90
88.	あなたは激しいかんしゃくを起こしたり，怒って自制心を失うことがよくありますか？	**いいえ** / はい	PQ91
89.	あなたは怒ると人をたたいたり，ものを投げたりしますか？	**いいえ** / はい	PQ92
90.	あなたはささいなことでもひどく腹を立ててしまいますか？	**いいえ** / はい	PQ93
91.	あなたは非常に動転すると，他人を疑ったり，自分の身体から分離したように感じたり，または物事が現実的に感じられなくなりますか？	**いいえ** / はい	PQ94

次の質問は，あなたが15歳になる前にしたことに適用すること．

#	質問	回答	コード
92.	あなたは15歳になる前に，他の子どもをいじめ，脅迫し，怖がらせたことがありますか？	**いいえ** / はい	PQ95
93.	あなたは15歳になる前に，喧嘩を始めたことがありますか？	**いいえ** / はい	PQ96

94. あなたは15歳になる前に，バット，煉瓦，割れた瓶，ナイフ，銃などの凶器を使って，他人を傷つけたり，脅迫したりしたことがありますか？	(いいえ)	はい	PQ97
95. あなたは15歳になる前に，他人に身体の痛みや苦痛を与える残酷なことをしたことがありますか？	(いいえ)	はい	PQ98
96. あなたは15歳になる前に，わざと動物を傷つけたことがありますか？	(いいえ)	はい	PQ99
97. あなたは15歳になる前に，人を脅迫して，襲いかかる強盗，ひったくり，力ずくで奪ったりしたことがありますか？	(いいえ)	はい	PQ100
98. あなたは15歳になる前に，他人に性的なことを強制したことがありますか？	(いいえ)	はい	PQ101
99. あなたは15歳になる前に，放火をしたことがありますか？	(いいえ)	はい	PQ102
100. あなたは15歳になる前に，自分のものではないものをわざと壊したことがありますか？	(いいえ)	はい	PQ103
101. あなたは15歳になる前に，他人の家や建造物，車に侵入したことがありますか？	(いいえ)	はい	PQ104
102. あなたは15歳になる前に，自分が欲しいものをえるため，または何かすることから逃れるために，頻繁に他人に嘘をついたり，だましたりしたことがありますか？	(いいえ)	はい	PQ105
103. あなたは15歳になる前に，ときどきものを盗んだり，万引きしたり，金銭目的でだれかのサインを偽造したことがありますか？	(いいえ)	はい	PQ106
104. あなたは15歳になる前に，家を空けたことがありますか？	(いいえ)	はい	PQ107
次の2つの質問は，あなたが13歳になる前にしたことに適用すること．			
105. あなたは13歳になる前に，家に戻る時間を過ぎて，たいへん遅くまで外出したままだったことがよくありましたか？	(いいえ)	はい	PQ108
106. あなたは13歳になる前に，よく学校をさぼりましたか？	(いいえ)	はい	PQ109

STRUCTURED CLINICAL INTERVIEW FOR DSM-5®
PERSONALITY DISORDERS

Michael B. First, M.D.
Janet B. W. Williams, Ph.D.
Lorna Smith Benjamin, Ph.D.
Robert L. Spitzer, M.D.

SCID-5-PD 記入例

監訳　髙橋三郎
訳　　大曽根彰

患者： ニック
面接日： 07 28 2015
　　　　　月　日　年
臨床医： ファースト

医学書院

SCID-5-PD   1

SCID-5-PD 診断サマリースコアシート

全体の質と情報の完全度：1＝不良　　2＝可　　③＝良　　4＝優
面接時間（分）0 3 0

ICD-10-CMコード	パーソナリティ障害	カテゴリー的基準があてはまっているか？*	もし基準があてはまっていない場合に，臨床的に意味のある特徴が存在するか？***	ディメンション的プロファイル評価の合計にもとづく（0, 1, および 2）
C群パーソナリティ障害				
F60.6	回避性	ⓘいいえ　はい（7つの中4つ）（11頁）	ⓘいいえ　はい（9-11頁）	⓪ 1 2 3 4 5 6 7 8 9 10 11 12 13 14
F60.7	依存性	ⓘいいえ　はい（8つの中5つ）（14頁）	ⓘいいえ　はい（12-14頁）	0 1 2 3 4 5 6 7 8 ⑨ 10 11 12 13 14 15 16
F60.5	強迫性	ⓘいいえ　はい（8つの中4つ）（18頁）	ⓘいいえ　はい（15-18頁）	0 1 2 3 4 5 6 7 8 ⑨ 10 11 12 13 14 15 16
A群パーソナリティ障害				
F60.0	猜疑性	ⓘいいえ　はい（7つの中4つ，および基準B**）（21頁）	いいえ　はい（19-21頁）	0 ① 2 3 4 5 6 7 8 9 10 11 12 13 14
F21	統合失調型	ⓘいいえ　はい（9つの中5つ，および基準B**）（26頁）	いいえ　はい（22-26頁）	⓪ 1 2 3 4 5 6 7 8 9 10 11 12 13 14 15 16 17 18
F60.1	シゾイド	ⓘいいえ　はい（7つの中4つ，および基準B**）（29頁）	いいえ　はい（27-29頁）	⓪ 1 2 3 4 5 6 7 8 9 10 11 12 13 14
B群パーソナリティ障害				
F60.4	演技性	いいえ　ⓗはい（8つの中5つ）（32頁）	いいえ　はい（30-32頁）	0 1 2 3 4 5 6 7 8 9 ⑩ 11 12 13 14 15 16
F60.81	自己愛性	いいえ　ⓗはい（9つの中5つ）（36頁）	いいえ　はい（33-36頁）	0 1 2 3 4 5 6 7 8 9 10 11 12 13 ⑭ 15 16 17 18
F60.3	境界性	ⓘいいえ　はい（9つの中5つ）（41頁）	いいえ　ⓗはい（37-41頁）	0 1 2 3 4 5 6 7 8 ⑨ 10 11 12 13 14 15 16 17 18
F60.2	反社会性	ⓘいいえ　はい（7つの中3つ）（49頁）と素行症の症状が2つ以上（45頁）	いいえ　はい（42-49頁）	0 1 2 3 4 5 6 7 8 9 10 11 12 13 14
他の特定されるパーソナリティ障害				
F60.89	他の特定される	ⓘいいえ　はい（50頁）	—	DSM-5のパーソナリティ障害ではない場合，その名称を記入すること：

* 頁数はSCID-5-PDの頁を示しており，その障害のカテゴリー的診断がなされている．
** 基準B：統合失調症，精神病性の特徴を伴う双極性障害または抑うつ障害，他の精神病性障害，または自閉スペクトラム症の経過中にのみ起こるものではない（注：自閉スペクトラム症は猜疑性パーソナリティ障害から除外されている疾患には含まれない）．
*** 基準Cにおいて記載されているような臨床的に意味のある特徴，「「2」と評価するとき考慮するべき全般的パーソナリティ障害の基準」：つまり，その特徴はその人の社会的相互作用，親密な人間関係を形成して維持する能力，および／または，仕事，学校，家庭において有効に機能する能力に負の影響を及ぼすこと．

パーソナリティ障害の主診断（すなわち，臨床的関与の主な対象である，または対象となるべきパーソナリティ障害）：

　　　上記の診断の左にあげたものの中からICD-10-CMのコードを記すこと：F __60.81__
　　　（注：パーソナリティ障害ではない場合は空白にしておくこと）

全般的な包括的な質問

注：SCID-5 全体像がすでに完成されていた場合は，ここは省略して，5頁の「パーソナリティ障害評価のための包括的な質問」へ．

あなたがいだいてきた問題や困難についてうかがいたいと思います．質問を進めるうちに，いくつかの注意をするかもしれません．質問を始める前に何か質問がありますか？

注：現在の自殺念慮，自殺企図，または自殺行為は，臨床家によって完全に評価されるべきであり，また必要であれば，その対応をとるべきである．

人口動態学的データ

何歳ですか？　*25*

結婚していますか？　*いいえ*

 「いいえ」の場合：だれかと一緒に結婚しているように暮らしていますか？　*いいえ*

  「いいえ」の場合：婚姻歴がありますか？　*いいえ*

結婚して何年ですか？

婚姻歴がある場合：何回結婚したことがありますか？

子どもはいますか？　*いいえ*

 「はい」の場合：何人いますか？（子どもは何歳ですか？）

だれと住んでいますか？
（あなたの家庭で18歳未満の子どもを何人育てていますか？）　*一人暮らし*

教育歴および就労歴

学校はどこまで行きましたか？　*大学卒*

被検者が入学した学校を卒業できていなかった場合：どうしてやめてしまったのですか？

| SCID-5-PD | 全般的な包括的な質問 | 3 |

どのような仕事をしていますか？（家庭の外で働いていますか？）　公共関係、タレント事務所

その仕事をずっとしてきましたか？　はい

    「いいえ」の場合：過去に他にどのような仕事をしましたか？

1か所でもっとも長くてどのくらい働きましたか？　8か月

現在，（給料をもらって）雇われていますか？　はい、自分の事業が定着するまで一時的にスターバックスコーヒーのバリスタとして

    「いいえ」の場合：なぜですか？

    「不明」の場合：働けなかったり，学校に通えなかったりした時期がありましたか？

    「はい」の場合：それはどうしてですか？

逮捕歴や，訴訟に巻き込まれたことや，他の法律的な問題がありましたか？　いいえ

現在および過去の精神病理学的な期間

感情的な問題または精神的な問題でだれかに相談したことがありますか？　はい

    「はい」の場合：それは何のためですか？
    （どのような治療を受けましたか？　薬をもらいましたか？　それはいつですか？）

18歳のとき、母が浮気をしているのを見つけて、風邪薬を大量に飲んだ後に、心理士に3回診てもらった

    「いいえ」の場合：あなたの感じ方や行動の仕方のためにだれかに相談すべきだと，あなた自身または他のだれかが考えたときがありましたか？
    （それについてもう少し話してください．）

アルコールや薬物の問題でだれかに相談したことがありますか？　　いいえ

　「はい」の場合：それは何のためですか？
　（どのような治療を受けましたか？　薬をもらいましたか？　それはいつですか？）

あなたは断酒会，賭博常習者更生協会や過食者更生協会などの自助グループに出席したことがありますか？　いいえ

　「はい」の場合：それは何のためですか？　それはいつですか？

あなたの人生で長期にわたって多量のアルコールや多量の薬物の摂取をしたことがありましたか？
それについて話してください．

週末に酒を飲み、パーティーで幻覚剤を飲んだ

これまでの人生を振り返って，一番動転したのはいつですか？
（それについて話してください．それはどのようなものでしたか？　どう感じましたか？）

22歳で最初の男友達と別れたときに挫折した

パーソナリティ障害評価のための包括的な質問

これから，あなたがどのような人柄なのか，つまりあなたがいつもどのように感じたりふるまったりしているかについて質問をします．

境界のはっきりしたエピソード的なパーソナリティ障害でない時期があった場合：あなたにパーソナリティ障害でない症状が何度かあったことを知っています．今質問しようと思うのはそのような時期のことではありません．パーソナリティ障害でない症状がないときに，あなたが普段どのようだったかを考えてみてください．これについて何か質問はありますか？

パーソナリティ障害でない症状があった以前に自分自身をどのような人間だと考えていますか？

答えられなかった場合，次に進むこと．

パーソナリティ障害でない症状があった以前に他人はあなたをどのように思っていたと思いますか？

あなたの人生で大切な人は誰でしたか？

　　家族だけと答えた場合：友人はどうですか？

友人とはうまくやっていましたか？

あなたのいつもの物事への反応の仕方や人との付き合い方が，だれかと問題を引き起こしたことがありますか？（家庭ではどうですか？　学校ではどうですか？　職場ではどうですか？）（どのようにですか？）

満足のいく対人関係，仕事上の実現，または親友など，人生で欲しかったものをどの程度手に入れたと思いますか？

まだ．私がスターになるのは時間の問題だ

余暇をどう過ごしていますか？

余暇をだれと過ごしていますか？

自分の性格を変えられるとしたら，どのように変わりたいですか？

SCID-5-SPQ が完了していた場合：これからあなたが質問票に「はい」と答えた質問について話を進めたいと思います．

SCID-5-SPQ が完了していない場合：これから細かい質問に移ろうと思います．

SCID-5-PD

「2」と評価するとき考慮するべき全般的パーソナリティ障害の基準

特定のパーソナリティ障害基準が「2」（閾値）にあたるかどうかを決定するとき，以下の全般的パーソナリティ障害基準を概観し考慮すること．

A. その人の属する文化から期待されるものより著しく偏った，内的体験および行動の持続的様式．このパーソナリティ障害の基準が「2」の評価の根拠となるためには，この連続線上のもっとも端に位置していなければならない．

　・それはどのようなことですか？
　・いくつか例をあげてください．
　・あなたの知っているほとんどの人より，そうだと思いますか？

B. その持続的様式は，柔軟性がなく，個人的および社会的状況の幅広い範囲に広がっている．このパーソナリティ障害の基準は，ほとんどの状況においていつも示され，1つの対人関係や状況または役割に限定していない．

　・それは多くの様々な状況で起こるのですか？
　・それは多くの様々な人間とのあいだで起こるのですか？

C. その持続的様式は，臨床的に意味のある苦痛，または社会的，職業的，または他の重要な領域で機能の障害を引き起こしている．このパーソナリティ障害の基準は，その人の社会的相互作用，親密な人間関係を形成して維持する能力，および/または，仕事，学校，家庭において有効に機能する能力に負の影響を及ぼしている．

　・そのことがあなたにどのような問題を引き起こしましたか？
　・それがあなたの人間関係または他人との相互関係にどのような影響を及ぼしましたか？（家族，恋人，または友人についてはどうですか？）
　・そのことがあなたの仕事や学業に影響していますか？
　・そのことで他人にどのような迷惑が生じましたか？

D. その様式は安定し，長期にわたり，その始まりは少なくとも青年期または成人期早期にまでさかのぼることができる．このパーソナリティ障害の基準は，少なくともここ5年以上にわたって頻回に現れなければならず，その人の10代後半または20代初期までさかのぼって，その傾向の証拠がなければならない．

　・あなたは長いあいだ，そのようだったのですか？
　・これは何度も起こっていることですか？
　・初めてそう感じた，あるいは行動したのはいつであったか覚えていますか？（あなたがそのように感じなかった期間を覚えていますか？）

E. その持続的様式は，他の精神疾患の兆候，またはその結果ではうまく説明されない．もし他の精神疾患が存在していたなら，このパーソナリティ障害の基準の経過は，他の精神疾患とは独立して起こっていなければならない(例：始まりが他の精神疾患の前であるか，または他の精神疾患が明らかではないときに意味のあるもの)．

ここで質問しているパーソナリティ障害項目に類似した症状をもった他の精神疾患の証拠がある場合：それはあなたに**精神疾患の症状があった**ときだけに起こりますか？

F. その持続的様式は，物質(例：乱用薬物，医薬品)または他の医学的疾患(例：頭部外傷)の直接的な生理学的作用によるものではない．慢性の物質使用歴がある場合，このパーソナリティ障害の基準は，慢性反復性の物質中毒または離脱の兆候としてうまく説明されず，持続的な物質使用のための行動(例：反社会的行為)にのみ関連しているものではない．もし一般の医学的疾患が存在する場合，このパーソナリティ障害の基準は一般の医学的疾患の直接的な生理学的結果としてはうまく説明されない．

ここで質問しているパーソナリティ障害項目に似た症状を起こす，遷延性のアルコール過剰摂取または薬物使用の証拠がある場合：それはあなたが酔ったときかハイになったとき，あるいはアルコールや薬物をやめたときだけに起こりますか？　それはアルコールや薬物をえようとするときだけに起こりますか？

ここで質問しているパーソナリティ障害項目に似た症状を起こす，一般の医学的疾患の証拠がある場合：あなたは**一般の医学的疾患の発症**前にそのように感じましたか？

SCID-5-PD

DSM-5 パーソナリティ障害の評価

回避性パーソナリティ障害	回避性パーソナリティ障害の基準			
	社会的抑制，不全感，および否定的評価に対する過敏性の広範な様式で，成人期早期までに始まり，種々の状況で明らかになる．以下のうち4つ（またはそれ以上）によって示される．			
1. あなたは多くの人と関わり合いをもたなければならない仕事や課題を避けたことがあると言いました（りますか？）． いくつか例をあげてください． それらの**仕事や課題**を避けた理由は何だったのですか？（人の中にいるのが好きでなかったり，あるいは批判されたり，拒絶されることが恐いからですか？）	1. 批判，非難，または拒絶に対する恐怖のために，重要な対人接触のある職業的活動を避ける． 　2＝少なくとも2つの例	? ⓪ 1 2		PD1
2. あなたは他人があなたを好きになるという確信がなければ人と関係をもつことを避けると言いました（ますか？）． あなたは歓迎され受け入れられるという確信がなければグループ活動に参加することを避けますか？ だれかに好かれているかどうかわからなければ，自分から何か働きかけをしますか？	2. 好かれていると確信できなければ，人と関係をもちたがらない． 　2＝社会的関係にかかわることにはほとんどまったく主体性がない	? ⓪ 1 2		PD2

?：不十分な情報　　0：ない，またはあてはまらない　　1：閾値以下　　2：閾値，またはあてはまる

3. あなたは身近な人にも心を開くことが難しいと言いました(感じますか?)。 それはなぜですか?(からかわれたり,恥をかくことが恐いのですか?)	3. 恥をかかされる,または嘲笑されることを恐れるために,親密な関係の中でも遠慮を示す。 2=ほとんどすべての対人関係にあてはまる	? ⓪ 1 2	PD3
4. あなたは人前で批判されたり,拒絶されたりすることをよく心配すると言いました(しますか?)。いくつか例をあげてください。 そのことで長い時間くよくよ悩みますか?	4. 社会的な状況では,批判される,または拒絶されることに心がとらわれている。 2=社会的な状況について長い時間くよくよ考える	? ⓪ 1 2	PD4
5. あなたは初対面の人と会ったとき,たいてい無口だと言いました(ですか?)。 なぜそうなのですか? (自分が何か不完全である,何か良くないところがあると感じるからですか?)	5. 不全感のために,新しい対人関係状況で抑制が起こる。 2=その傾向を認め,かつ多くの例がある	? ⓪ 1 2	PD5
6. あなたは自分のことを,他のほとんどの人ほど良いところがない,頭が良くない,魅力的でないと信じていると言いました(ますか?)。 それについて話してください。	6. 自分は社会的に不適切である,人間として長所がない,または他の人より劣っていると思っている。 2=そう確信していることを認める	? ⓪ 1 2	PD6

?:不十分な情報　　0:ない,またはあてはまらない　　1:閾値以下　　2:閾値,またはあてはまる

SCID-5-PD　　　　　　　　　回避性パーソナリティ障害　　　　　　　　　　11

| 7. あなたは難しそうなことをしたり，新しいことを試みることが恐いと言いました（ですか？）． | 7. 恥ずかしいことになるかもしれないという理由で，個人的な危険をおかすこと，または何か新しい活動にとりかかることに，異常なほど引っ込み思案である． | ? ⓪ 1 2 | PD7 |

それは恥をかくことが恐いためですか？

いくつか例をあげてください．

2＝恥を恐れるために活動を回避する，いくつかの例がある．

少なくとも４つ(1-7)の基準が「2」と評価される　　　　ⓘいえ　はい　　PD8

↓

回避性パーソナリティ障害

?：不十分な情報　　0：ない，またはあてはまらない　　1：閾値以下　　2：閾値，またはあてはまる

依存性パーソナリティ障害 | 依存性パーソナリティ障害の基準

面倒をみてもらいたいという広範で過剰な欲求があり，そのために従属的でしがみつく行動をとり，分離に対する不安を感じる．成人期早期までに始まり，種々の状況で明らかになる．以下のうち5つ（またはそれ以上）によって示される．

8. あなたは何を着たら良いか，レストランで何を注文すれば良いかなど，普段のことを決めるのにも，他人から多くの助言や保証がないと困難だと言いました（ですか？）．

助言や保証を求めて決めるとはどのようなことなのか，いくつか例をあげてください．

（ほとんどいつもそうするのですか？）

1. 日常のことを決めるにも，他の人達からのありあまるほどの助言と保証がなければできない．

　2＝いくつかの例がある

時々，何を着ようかと

? 0 ① 2 　PD9

9. あなたは生活上の重要なこと，例えば金銭，子どもの養育，住まいに関することについても他人に頼ると言いました（りますか？）．

いくつか例をあげてください（それは単に他人から助言をもらう以上のことですか？）．

（それはあなたの生活で**最も**重要なことでもそうですか？）

2. 自分の生活のほとんどの主要な領域で，他人に責任をとってもらうことを必要とする．

（注：単に他人から助言をもらうことや，その文化圏の中で期待される行動は含めないこと）

　2＝いくつかの例がある

? ⓪ 1 2 　PD10

？：不十分な情報　　0：ない，またはあてはまらない　　1：閾値以下　　2：閾値，またはあてはまる

SCID-5-PD		依存性パーソナリティ障害					

10. あなたは相手が間違っていると思っても，反対することは難しいと言いました（ですか？）．

    そういうことがいつあったのか例をあげてください．

    もし反対すると，何が起こると恐れているのですか？

3. 支持または是認を失うことを恐れるために，他人の意見に反対を表明することが困難である．

    （注：懲罰に対する現実的な恐怖は含めないこと）

    2 = 傾向を認めるか，いくつかの例がある

   ? ⓪ 1 2   PD11

11. あなたは自分自身で物事を始めたり，取りかかったりすることが難しいと言いました（ですか？）．

    いくつか例をあげてください．

    （それをきちんとできる自信がないからですか？）

    （だれか助けてくれる人がそこにいさえすれば，それをできますか？）

4. 自分自身の考えで計画を始めたり，または物事を行うことが困難である（動機または気力が欠如しているというより，むしろ判断または能力に自信がないためである）．

    2 = 傾向を認める

   ? ⓪ 1 2   PD12

12. あなたは他人に世話をしてもらうことがたいへん重要なので，他人のために不快なことや理不尽なことまでしてしまうと言いました（いますか？）．

    そのような例をいくつかあげてください．

5. 他人からの世話および支えを得るために，不快なことまで自分から進んでするほどやりすぎてしまう．

    （注：仕事上の昇進など，人に好かれること以外の目標に到達しようという行動は含めないこと）

    2 = 傾向を認め，少なくとも 1 つの例がある

   ? ⓪ 1 2   PD13

13. あなたは 1 人になると，たいてい落ち着かないと言いました（ですか？）．

    なぜですか？（自分の面倒をみてくれる人が必要だからですか？）

6. 自分自身の面倒をみることができないという誇張された恐怖のために，1 人になると不安，または無力感を感じる．

    2 = 傾向を認める

   ? ⓪ 1 2   PD14

?：不十分な情報　　0：ない，またはあてはまらない　　1：閾値以下　　2：閾値，またはあてはまる

14　　　　　　　　　　依存性パーソナリティ障害　　　　　　　　

14. あなたは親しい関係が終わると，すぐにだれか自分の面倒をみてくれる人を見つけようとすると言いました（しますか？）．

    それについて話してください．

    （親しい関係が終わると，ほとんどいつもこのように反応しましたか？）

| 7. 1つの親密な関係が終わったときに，自分を世話し支えてくれるもとになる別の関係を必死で求める． | ? 0 ① 2 | PD15 |

2＝ほとんどの親しい関係が終わるときに，そう反応する

最初の恋人のとき、母と生活するために家に帰った

15. あなたは自分が1人残されて，自分で自分の面倒をみることになることを，とても心配していると言いました（ますか？）．

    どのようなことがあると，1人残されて自分の面倒をみることになると思うのですか？（その恐怖はどのくらい現実的ですか？）

    どのくらいそれを心配しますか？

| 8. 1人残されて，自分で自分の面倒をみることになるという恐怖に，非現実的なまでにとらわれている． | ? ⓪ 1 2 | PD16 |

2＝過度で非現実的な心配

| 少なくとも5つ(1-8)の基準が「2」と評価される | いいえ　はい | PD17 |

→ 依存性パーソナリティ障害

?：不十分な情報　　0：ない，またはあてはまらない　　1：閾値以下　　2：閾値，またはあてはまる

SCID-5-PD

強迫性パーソナリティ障害	強迫性パーソナリティ障害の基準		
	秩序，完璧主義，精神および対人関係の統制にとらわれ，柔軟性，開放性，効率性が犠牲にされる広範な様式で，成人期早期までに始まり，種々の状況で明らかになる．以下のうち4つ（またはそれ以上）によって示される．		
16. あなたは細かいこと，物の順序，組立て方を重視したり，一覧表や予定表をつくったりするのに多くの時間を費やすタイプだと言いました（ですか？）．

それについて話してください．

このようにするため多くの時間を費やすあまり，何をやり遂げようとしていたかを見失ってしまうことがありますか？（例えば，しなければならないことの一覧表づくりに多くの時間を費やしてしまい，そのことをやり遂げるための時間がなくなってしまう） | 1. 活動の主要点が見失われるまでに，細目，規則，一覧表，順序，構成，または予定表にとらわれる．

2＝傾向を認め，少なくとも1つの例がある | ? ⓪ 1 2 | PD18 |
| 17. あなたは物事を正確に正しくしようと多くの時間をかけすぎて，物事が終わらなくなると言いました（りますか？）．

いくつか例をあげてください．

（それはどのくらいよく起こりますか？） | 2. 課題の達成を妨げるような完璧主義を示す（例：自分自身の過度に厳密な基準が満たされないという理由で，1つの計画を完成させることができない）．

2＝完璧主義のため，課題が終了できなかった，または終了がかなり遅れた例がいくつかある | ? ⓪ 1 2 | PD19 |

?：不十分な情報　　0：ない，またはあてはまらない　　1：閾値以下　　2：閾値，またはあてはまる

強迫性パーソナリティ障害　SCID-5-PD

18. あなたは仕事や生産的であることに非常にのめり込むと言いました（みますか？）． あなたは非常にのめり込むので，友人と過ごす時間をつくる，休暇に行く，または楽しみのためだけに何かをするということはめったにないですか？ （休みをとったときも，「時間の浪費」に耐えられないので，いつも仕事をもって行きますか？）	3. 娯楽や友人関係を犠牲にしてまで仕事と生産性に過剰にのめり込む（明白な経済的必要性では説明されない）． （注：一時的な仕事の要請では説明できない） 2＝傾向を認める，または他人にそう指摘された	? ⓪ 1 2	PD20
⑲ あなたは物事の善悪に関して，とても厳しい基準をもっていると言いました（ますか？）． あなたの厳しい基準の例をいくつかあげてください． （法律には，それがどうであれ，文字通りに従いますか？ あなたは他人も規則に従うことにこだわりますか？ いくつか例をあげてください） **宗教的な例をあげる場合**：あなたは，あなたと同じ宗教観をもっている別の人よりも厳しいですか？	4. 道徳，倫理，または価値観についての事柄に，過度に誠実で良心的かつ融通がきかない（文化的または宗教的立場では説明されない）． 2＝自身や他人に堅く高い道徳的基準を守らせようとするいくつかの例 助がどう着こなすか、どう見えるかについて	? ⓪ 1 2	PD21
20. あなたはいつか役に立つかもしれないと，ものを捨てるのに困ったことがあると言いました（りますか？）． あなたが捨てられないものの例をいくつかあげてください（使い古した，または価値のないものは何ですか？）．	5. 感傷的な意味をもたなくなってでも，使い古した，または価値のない物を捨てることができない． 2＝使い古した，または価値のないもののいくつかの例	? ⓪ 1 2	PD22

?：不十分な情報　　0：ない，またはあてはまらない　　1：閾値以下　　2：閾値，またはあてはまる

21. あなたは自分の希望する通りの方法で物事をすることに同意してくれないと，他人と一緒に仕事をしたり，仕事を頼みたくないと言いました（ですか？）. それについて話してください（それはよくあることですか？）. （物事がきちんとできているかを確かめるために，結局自分自身ですることになることがよくありますか？）	6. 自分のやるやり方どおりに従わなければ，他人に仕事を任せることができない，または一緒に仕事をすることができない． 2＝傾向を認め，少なくとも1つの例がある 物事が、ただ正しく見えるようにしたい。例えば、ディナーパーティーは全て自分でなくては気がすまない	? 0 1 ②	PD23
22. あなたは自分自身や他人のためにお金を使いたくないと言いました（ですか？）. なぜですか？（お金が本当に必要になる将来，お金が十分にないのを心配するからですか？ 何のためにお金が必要になるのでしょうか？） だれかに「けち」だとか「しみったれ」と言われたことがありますか？	7. 自分のためにも他人のためにもけちなお金の使い方をする．お金は将来の破局に備えて貯めこんでおくべきものと思っている． 2＝傾向を認め，少なくとも1つの例がある	? ⓪ 1 2	PD24
23. あなたは一度計画を立てたら，変更することが難しいと言いました（ですか？）. それについて話してください． （あなたは物事が1つの「正しい」方法で行われ，他のだれかの考えで行うと問題が生じるか心配しますか？ それについて話してください）	8. 堅苦しさと頑固さを示す． 2＝傾向を認める，または他人にそう指摘された 趣味については、私は何がよく映るかよく知っており、他の悪趣味には妥協したくない	? ⓪ 1 2	PD25

?：不十分な情報　　0：ない，またはあてはまらない　　1：閾値以下　　2：閾値，またはあてはまる

18　　　　　　　　　　　強迫性パーソナリティ障害　　　　　　　　SCID-5-PD

㉔ あなたは頑固だと他人に言われたことがあると言いました（りますか？）.

それについて話してください.

少なくとも4つ(1-8)の基準が「2」と評価される　　いいえ　はい　PD26

→ 強迫性パーソナリティ障害

？：不十分な情報　　0：ない，またはあてはまらない　　1：閾値以下　　2：閾値，またはあてはまる

SCID-5-PD

猜疑性パーソナリティ障害	猜疑性パーソナリティ障害の基準		
	A. 他人の動機を悪意あるものと解釈するといった，広範な不信と疑い深さが成人期早期までに始まり，種々の状況で明らかになる．以下のうち4つ（またはそれ以上）によって示される．		
25. あなたは他人が利用している，危害を加えている，または嘘をついていると感じることがよくある<u>と言いました</u>（りますか？）． どうしてそう思うのですか？	1. 十分な根拠もないのに，他人が自分を利用する，危害を与える，またはだますという疑いをもつ． 2 = 傾向を認め，少なくとも1つ例がある	? ⓪ 1 2	PD27
26. あなたは他人を信じない，自分のことを話さない人だ<u>と言いました</u>（ですか？）． あなたが自分の友人や同僚を信じていないからですか？ なぜあなたは彼らを信じないのですか？ それについて長い時間考えていますか？	2. 友人または仲間の誠実さや信頼を不当に疑い，それに心を奪われている． 2 = 友人や仲間の信頼や誠実さに心を奪われる特徴を認める	? ⓪ 1 2	PD28
⓼27. あなたは他人に悪く利用されることを恐れて，自分のことは人に教えないのが一番良いと思う<u>と言いました</u>（いますか？）． そう思ったのはいつでしたか？ それについて話してください．	3. 情報が自分に不利に用いられるという根拠のない恐れのために，他人に秘密を打ち明けたがらない． 2 = 傾向を認める *友人に関しては疑うことはないが，ビジネス関係の全ての人には注意しなければならない*	? 0 ① 2	PD29
28. あなたは他人が言ったり行ったりすることで，脅しや侮辱を感じることがよくある<u>と言いました</u>（りますか？）． それについて話してください．	4. 悪意のない言葉や出来事の中に，自分をけなす，または脅す意味が隠されていると読む． 2 = 傾向を認め，悪意のない言葉や出来事を誤って解釈する少なくとも1つの例がある	? ⓪ 1 2	PD30

?：不十分な情報　　0：ない，またはあてはまらない　　1：閾値以下　　2：閾値，またはあてはまる

29. あなたは自分を侮辱したり，軽蔑した人を恨み続け，または許すのに長い時間がかかると言いました（りますか？）． それについて話してください．	5. 恨みをいだき続ける（つまり，侮辱されたこと，傷つけられたこと，または軽蔑されたことを許さない）． 2＝傾向を認め，少なくとも1つの例がある	? ⓪ 1 2	PD31
30. あなたはずっと以前に自分にされたり，言われたりしたことで許せない人が大勢いると言いました（ますか？）． それについて話してください．			
㉛. あなたはだれかに批判されたり侮辱されると，怒ったり，罵声を浴びせたりすることがよくあると言いました（りますか？）． いくつか例をあげてください． （他人はあなたがすぐに攻撃的になると言いますか？）	6. 自分の性格または評判に対して他人にはわからないような攻撃を感じ取り，すぐに怒って反応する，または逆襲する． 私はカッとなりやすい．例えば，あの事務所が 2＝傾向を認め，少なくとも1つの例がある　私に 出て行けと言ったときには 私は本当に怒った．	? ⓪ 1 2	PD32
㉜. あなたは自分の配偶者やパートナーが浮気をしているのではないかと，ときどき疑ったことがあると言いました（りますか？）． それについて話してください． （どのような手がかりがあるのですか？　そのことで，あなたはどうしましたか？　あなたの考えは正しかったのですか？）	7. 配偶者または性的伴侶の貞節に対して，繰り返し道理に合わない疑念をもつ． 2＝何人かのパートナーについて，または1人のパートナーについて，何回か不当な疑いをいだいた．またはその傾向を認める 彼は誰とでもセックスする	? ⓪ 1 2	PD33

?：不十分な情報　　0：ない，またはあてはまらない　　1：閾値以下　　2：閾値，またはあてはまる

	少なくとも4つ(A1–A7)の基準が「2」と評価される	ⓘいいえ　はい ↓ 統合失調型パーソナリティ障害（22頁）の評価に続く	PD34
精神病性の障害の証拠がある場合：それはあなたが**精神病性障害の症状**があるときだけに起こりますか？ 猜疑性パーソナリティ障害に似た症状を起こす，遷延性のアルコール過剰摂取または薬物使用の証拠がある場合：それはあなたが酔ったときかハイになったとき，あるいはアルコールや薬物をやめたときだけに起こりますか？ 猜疑性パーソナリティ障害に似た症状を起こす，一般の医学的疾患の証拠がある場合：あなたは一般の医学的疾患の発症**前に**そのように感じましたか？	B. 統合失調症，「双極性障害または抑うつ障害，精神病性の特徴を伴う」，または他の精神病性障害の経過中にのみ起こるものではなく，他の医学的疾患の生理学的作用によるものでもない．	いいえ　はい ↓ 猜疑性パーソナリティ障害	PD35

？：不十分な情報　　0：ない，またはあてはまらない　　1：閾値以下　　2：閾値，またはあてはまる

統合失調型パーソナリティ障害

統合失調型パーソナリティ障害の基準

A. 親密な関係では急に気楽でいられなくなること，そうした関係を形成する能力が足りないこと，および認知的または知覚的歪曲と風変わりな行動で特徴づけられる，社会的および対人関係的な欠陥の広範な様式で，成人期早期までに始まり，種々の状況で明らかになる．以下のうち5つ（またはそれ以上）によって示される．

㉝ あなたは外出して人々の中にいて，他人が話をしているのを見ると，自分のことを話しているように感じることがよくあると言いました（りますか？）．

それについてもう少し話してください．

1. 関係念慮（関係妄想は含まない）．　　　？ ⓪ 1 2　　PD36

2 = いくつかの例がある

私のかっこよさと粋な着こなしに世間の人が注目する

㉞ あなたは人々と一緒になると，見られていたり，見つめられているように感じることがよくあると言いました（りますか？）．

それについてもう少し話してください．

35. あなたは歌詞や映画の中，またはテレビ放送の中の何かが，とりわけあなたに特別な意味があるように感じることがよくあると言いました（りますか？）．

それについてもう少し話してください．

?：不十分な情報　　0：ない，またはあてはまらない　　1：閾値以下　　2：閾値，またはあてはまる

SCID-5-PD　　　　　　　　　統合失調型パーソナリティ障害　　　　　　　　　23

36. あなたは迷信深い人間だと言いました（ですか？）．

　　あなたの迷信の中にはどのようなものがありますか？　あなたの言ったり行ったりすることにどのように影響しましたか？　このようなことをする別の人を知っていますか？

37. あなたは何かを願ったり考えたりするだけで，そのことを引き起こすことができるかのように感じたことがあると言いました（りますか？）．

　　それについて話してください．

　　（それがあなたにどのように影響しましたか？）

38. あなたは個人的な超自然的体験があると言いました（りますか？）．

　　それについて話してください．

　　（それがあなたにどのように影響しましたか？）

39. あなたは自分には物事を知ったり予測できる「第六感」があると信じていると言いました（ますか？）．

　　それについて話してください．

　　（それがあなたにどのように影響しましたか？）

| 2. 行動に影響し，下位文化的規範に合わない奇異な信念，または魔術的思考（例：迷信深いこと，千里眼，テレパシー，または"第六感"を信じること：子どもおよび青年では，奇異な空想または思い込み）． | ? ⓪ 1 2 | PD37 |

2＝行動に影響し，下位文化的規範に合わない，これらの現象のいくつかの例がある

?：不十分な情報　　0：ない，またはあてはまらない　　1：閾値以下　　2：閾値，またはあてはまる

40. あなたはすべてが非現実的であると感じたり，あなたが自分の身体や心から離れて感じたり，または自分自身の思考や動作を外部から見ている観察者のように感じたりすることがよくあると言いました（りますか？）. いくつか例をあげてください． （そのとき，酒を飲んでいたり，薬物を使っていましたか？）	3. 普通でない知覚体験，身体的錯覚も含む． 2＝薬物使用によらない，普通でない知覚体験のいくつかの例がある	? ⓪ 1 2　　PD38
41. あなたは他人に見えないものを見ることがよくあると言いました（りますか？）. いくつか例をあげてください． （そのとき，酒を飲んでいたり，薬物を使っていましたか？）		
42. あなたは自分の名前をささやく声をよく聞くと言いました（きますか？）. それについて話してください． （そのとき，酒を飲んでいたり，薬物を使っていましたか？）		
43. だれも見えないのに，だれかがそばにいるような感じや，何かの力がそばにあるような感じがしたことがあると言いました（りますか？）. それについてもう少し話してください． （そのとき，酒を飲んでいたり，薬物を使っていましたか？）		

?：不十分な情報　　0：ない，またはあてはまらない　　1：閾値以下　　2：閾値，またはあてはまる

SCID-5-PD 統合失調型パーソナリティ障害

面接中に観察される	4. 奇異な考え方と話し方(例:あいまい,まわりくどい,抽象的,細部にこだわりすぎ,紋切り型).	? ⓪ 1 2	PD39
猜疑性パーソナリティ障害の基準 A1, A2, A3, A4, A7 のうち1つでも「2」と評価されたなら	5. 疑い深さ,または妄想様観念.	? ⓪ 1 2	PD40
面接中に観察される	6. 不適切な,または収縮した感情.	? ⓪ 1 2	PD41
面接中に観察される	7. 奇妙な,風変わりな,または特異な行動または外見.	? ⓪ 1 2	PD42
44. あなたは近親の家族の他に,本当に親しい人はほとんどいないと言いました(ませんか?). 親しい友人は何人いますか?	8. 第一度親族以外には,親しい友人または信頼できる人がいない. 2=親しい友人がいない(第一度親族以外)	? ⓪ 1 2	PD43
45. あなたはあまりよく知らない人と一緒にいると,しばしば神経質になると言いました(りますか?). どのようなことに神経質になるのですか? 拒絶されたり批判されたりというより,何かだまされたり危害を加えられたりすることを心配しているのですか? (少々知り合ったあとでも,不安になりますか?)	9. 過剰な社交不安があり,それは慣れによって軽減せず,また自己卑下的な判断よりも妄想的恐怖を伴う傾向がある. 2=他人の動機に関する疑念と関連した過剰な不安を認め,慣れによって軽減しない	? ⓪ 1 2	PD44

?:不十分な情報　0:ない,またはあてはまらない　1:閾値以下　2:閾値,またはあてはまる

	少なくとも5つ(A1–A9)の基準が「2」と評価される	いいえ○ はい　PD45 ↓ シゾイドパーソナリティ障害(27頁)の評価に続く
精神病性の障害の証拠がある場合：それはあなたが精神病性障害の症状があるときだけに起こりますか？ 統合失調型パーソナリティ障害に似た症状を起こす，遷延性のアルコール過剰摂取または薬物使用の証拠がある場合：それはあなたが酔ったときかハイになったとき，あるいはアルコールや薬物をやめたときだけに起こりますか？ 統合失調型パーソナリティ障害に似た症状を起こす，一般の医学的疾患の証拠がある場合：あなたは一般の医学的疾患の発症前にそのように感じましたか？	B. 統合失調症，「双極性障害または抑うつ障害，精神病性の特徴を伴う」，他の精神病性障害，または自閉スペクトラム症の経過中にのみ起こるものではない． （注：以前に，自閉スペクトラム症の診断がある場合，この基準は「いいえ」と評価されるべきである）	いいえ○ はい　PD46 ↓ 統合失調型パーソナリティ障害

?：不十分な情報　　0：ない，またはあてはまらない　　1：閾値以下　　2：閾値，またはあてはまる

SCID-5-PD

シゾイドパーソナリティ障害	シゾイドパーソナリティ障害の基準			
	A. 社会的関係からの離脱，対人関係場面での情動表現の範囲の限定などの広範な様式で，成人期早期までに始まり，種々の状況で明らかになる．以下のうち4つ（またはそれ以上）によって示される．			
46. あなたは友人や恋愛関係をもっていること，または家族とかかわることは重要ではないと言いました（ですか？）． それについてもう少し話してください．	1. 家族の一員であることを含めて，親密な関係をもちたいと思わない，またはそれを楽しいと感じない． 2＝傾向を認める	?	⓪ 1 2	PD47
47. あなたは何かをするときに，他人とするより，ほとんどいつも1人ですると言いました（しますか？）． （それは仕事でも暇のあるときでもそうですか？）	2. ほとんどいつも孤立した行動を選択する． 2＝傾向を認める	?	⓪ 1 2	PD48
48. あなたは他人と性体験をもつことに対する興味がほとんどないか，まったくないと言いました（ですか？）． それについてもう少し話してください．	3. 他人と性体験をもつことに対する興味が，もしあったとしても，少ししかない． 2＝傾向を認める	?	⓪ 1 2	PD49
49. あなたは喜びを感じるようなことが実際はほとんどないと言いました（ですか？）． それについて話してください． （美味しい食事を食べるとか，セックスをするような生理的なことはどうですか？）	4. 喜びを感じられるような活動が，もしあったとしても，少ししかない． （注：喜びの欠如は特に感覚的，身体的，および対人関係的体験について適用すること） 2＝傾向を認める	?	⓪ 1 2	PD50

?：不十分な情報　　0：ない，またはあてはまらない　　1：閾値以下　　2：閾値，またはあてはまる

シゾイドパーソナリティ障害　SCID-5-PD

統合失調型パーソナリティ障害の基準A8で既に評価されている．もし事前に評価されていなければ，SCID-5-SPQの質問44に対応した以下の質問を使用すること． あなたは近親の家族の他に，本当に親しい人はほとんどいないと言いました（ませんか？）． 親しい友人は何人いますか？	5. 第一度親族以外には，親しい友人または信頼できる友人がいない． 2＝第一度親族以外には親しい友人がいない	? ⓪ 1 2	PD51
50. あなたは人があなたをどう思っているかは，どうでも良いと言いました（ですか？）． 他人があなたを誉めたり批判したりしたらどう感じますか？	6. 他人の賞賛や批判に対して無関心に見える． 2＝賞賛や批判に対する無関心を主張する	? ⓪ 1 2	PD52
51. あなたは非常に怒ったり，または喜びを感じたりするような強い感情がほとんどないと言いました（ですか？）． それについてもう少し話してください． **面接中の行動も考慮すること**	7. 情動的冷淡さ，離脱，または平板な感情状態を示す． 2＝気分障害の期間のみに起こるものではない	? ⓪ 1 2	PD53

?：不十分な情報　　0：ない，またはあてはまらない　　1：閾値以下　　2：閾値，またはあてはまる

	少なくとも4つ(A1–A7)の基準が「2」と評価される	いいえ　はい	PD54
		→演技性パーソナリティ障害(30頁)の評価に続く	

精神病性の障害の証拠がある場合：それはあなたが**精神病性障害の症状**があるときだけに起こりますか？

シゾイドパーソナリティ障害に似た症状を起こす，遷延性のアルコール過剰摂取または薬物使用の証拠がある場合：それはあなたが酔ったときかハイになったとき，あるいはアルコールや薬物をやめたときだけに起こりますか？

シゾイドパーソナリティ障害に似た症状を起こす，一般の医学的疾患の証拠がある場合：あなたは一般の医学的疾患の発症前にそのように感じましたか？

B. 統合失調症，「双極性障害または抑うつ障害，精神病性の特徴を伴う」，他の精神病性障害，または自閉スペクトラム症の経過中にのみ起こるものではなく，他の医学的疾患の生理学的作用によるものでもない．

（注：以前に，自閉スペクトラム症の診断がある場合，この基準は「いいえ」と評価されるべきである）

いいえ　はい　　PD55

→ シゾイドパーソナリティ障害

?：不十分な情報　　0：ない，またはあてはまらない　　1：閾値以下　　2：閾値，またはあてはまる

演技性パーソナリティ障害

演技性パーソナリティ障害の基準

過度な情動性と人の注意を引こうとする広範な様式で，成人期早期までに始まり，種々の状況で明らかになる．以下のうち5つ（またはそれ以上）によって示される．

㊾52. あなたは人の注目の的になることが好きだと言いました(ですか？)．

そうでないときはどう思いますか？（楽しくないですか？）

1. 自分が注目の的になっていない状況では楽しくない．

私は役者だ．舞台に立ちたい

2＝注目の的でないと不快に感じる

? 0 1 ② PD56

㊾53. あなたは異性の気を引く傾向があると言いました(りますか？)．

そのことでだれかに苦情を言われたことがありますか？

面接中の行動も考慮すること

2. 他者との交流は，しばしば不適切なほど性的に誘惑的な，または挑発的な行動によって特徴づけられる．

2＝苦情を言われたことがある，不適切な行動を述べる，または不適切に誘惑的であると観察される

面接中の観察から，また，彼のこれまでの恋人の誰もが，このことで怒ってしまったことが示されている

? 0 1 ② PD57

54. あなたは自分が人々を「誘っている」と思うことがよくあると言いました(りますか？)．

それについて話してください．

面接中の行動も考慮すること

面接中に観察される

3. 浅薄ですばやく変化する情動表出を示す．

? ⓪ 1 2 PD58

?：不十分な情報　　0：ない，またはあてはまらない　　1：閾値以下　　2：閾値，またはあてはまる

| SCID-5-PD | 演技性パーソナリティ障害 | | 31 |

55. あなたは服装や外見で自分に対する関心を引こうとすると言いました（しますか？）. どのようなことをするのかを言ってください. ほとんどいつもそのようなことをするのですか？ **面接中に観察される**	4. 自分への関心を引くために身体的外見を一貫して用いる. 2＝例があり，行動がほとんどの場合に起こることを認める それが私のやり方．観察でもそうである．	?　0　1　②	PD59
	5. 過度に印象的だが内容がない話し方をする.　そう観察される	?　0　1　②	PD60
56. あなたは行動や話し方にたいへん劇的になる傾向があると言いました（りますか？）. それについて話してください. （だれかに「大げさに反応する人」と呼ばれたことがありますか？） **面接中の行動も考慮すること**	6. 自己演劇化，芝居がかった態度，誇張した情動表現を示す. 2＝傾向を認め，少なくとも1つの例がある それが私のやり方だ．私は鈍感ではない．私は興奮するし自分の感情を素に出す．	?　0　1　②	PD61
57. 例えば，悲しい話を聞いたときにすすり泣いてしまうように，あなたは他のほとんどの人より情緒的だと言いました（ですか？）. それについて話してください.			
58. あなたは一緒にいる人や本で読んだりテレビで見たばかりのことに影響されて，自分の考えを変えてしまうことがよくあると言いました（りますか？）. それについて話してください.	7. 被暗示的(すなわち，他人または環境の影響を受けやすい). 2＝傾向を認め，少なくとも1つの例がある	?　⓪　1　2	PD62

?：不十分な情報　　0：ない，またはあてはまらない　　1：閾値以下　　2：閾値，またはあてはまる

59. あなたは水道業者，車の整備士，また医師のようなサービスを提供する人でさえ，良い友人だと感じると言いました（ますか？）． それについて話してください	8. 対人関係を実際以上に親密なものと思っている． 2＝いくつかの例がある	? **0** 1 2	PD63
	少なくとも5つ(1-8)の基準が「2」と評価される	いいえ **はい**	PD64

↓

演技性パーソナリティ障害

?：不十分な情報　　0：ない，またはあてはまらない　　1：閾値以下　　2：閾値，またはあてはまる

SCID-5-PD

自己愛性パーソナリティ障害	自己愛性パーソナティ障害の基準			

自己愛性パーソナティ障害の基準：誇大性（空想または行動における），賛美されたい欲求，共感の欠如の広範な様式で，成人期早期までに始まり，種々の状況で明らかになる．以下のうち5つ（またはそれ以上）によって示される．

⑥0. あなたは他のほとんどの人と比べ，より重要で，より才能があり，より成功すると言いました（しますか？）．

それについて話してください．

1. 自分が重要であるという誇大な感覚（例：業績や才能を誇張する，十分な業績がないにもかかわらず優れていると認められることを期待する）．　　　？　0　1　②　PD65

2＝少なくとも1つの誇大性の例

私はいつか、きっと自分のファンクラブを持つ．

⑥1. あなたは自分のことを高く思い込みすぎていると人に言われると言いました（ますか？）．

その例をいくつかあげてください．

⑥2. あなたはいつかは自分のものになると期待する権力，成功，承認について考えてばかりだと言いました（いますか？）．

それについてもう少し話してください（どのくらいの時間，そういうことを考えるのですか？）．

2. 限りない成功，権力，才気，美しさ，あるいは理想的な愛の空想にとらわれている．　　　？　0　1　②　PD66

2＝白昼夢や非現実的な目標の追求のために多くの時間を費やす

大スターになっている空想によくふける．

63. あなたはいつかは自分のものになるという究極の恋愛のことを考えてばかりだと言いました（いますか？）．

それについてもう少し話してください（どのくらいの時間，そういうことを考えるのですか？）．

?：不十分な情報　　0：ない，またはあてはまらない　　1：閾値以下　　2：閾値，またはあてはまる

34　　　　　　　　　　　自己愛性パーソナリティ障害　　　　　　　　SCID-5-PD

64. あなたは何か問題が生じたときには，一番地位の高い人に会うことを，ほとんどいつも求めると言いました（ますか？）．

いくつか例をあげてください．

（なぜ一番地位の高い人と会う必要があるのですか？　あなたが独特あるいは特別だからですか？　どのような方法で会うのですか？）

3. 自分が"特別"であり，独特であり，他の特別なまたは地位の高い人達（または団体）だけが理解しうる，または関係があるべきだ，と信じている．

2＝その人が特別であるか独特であることを認め，少なくとも1つの例がある

私の問題を理解する誰か特別な人

?　0　1　②　PD67

65. あなたは重要な，または影響力のある人たちと時間を過ごすようにすると言いました（していますか？）．

それはなぜですか？（あなたが非常に特別あるいは独特なので，そうでない人とは時間を過ごせないからですか？）

66. あなたにとって，何らかの形で他人に注目されたり，賞賛されることが重要だと言いました（ですか？）．

それについてもう少し話してください．

4. 過剰な賛美を求める．

2＝傾向を認め，少なくとも1つの例がある

私には私の才能を認める人が必要だ

?　0　1　②　PD68

67. あなたは特別な取り計らいに値するような人である，他人はあなたの望むことを自動的にするべきであると言いました（感じますか？）．

それについて話してください．

5. 特権意識（つまり，特別有利な取り計らい，または自分が期待すれば相手が自動的に従うことを理由もなく期待する）．

それを要求し，またそれに値する
2＝いくつかの例がある
無料の治療．

?　0　1　②　PD69

?：不十分な情報　　0：ない，またはあてはまらない　　1：閾値以下　　2：閾値，またはあてはまる

68. 他人の要求より自分の要求の方がたいてい優先されるべきだと言いました（ですか？）. それがどのようなときなのか，いくつか例をあげてください.	6. 対人関係で相手を不当に利用する（すなわち，自分自身の目的を達成するために他人を利用する）. 2＝他人が不当に利用された，いくつかの例がある	?　0　1　2	PD70
69. あなたは他人から人を利用すると苦情を言われたことがあると言いました（りますか？）. それについて話してください.			
70. あなたは一般的に，他人の欲求や気持ちは，本当は自分の問題ではないと感じると言いました（ますか？）. それについて話してください.	7. 共感の欠如：他人の気持ちおよび欲求を認識しようとしない，またはそれに気づこうとしない. 2＝傾向を認めるか，いくつかの例がある	?　⓪　1　2	PD71
71. あなたは他人の問題はしばしば退屈だと思うと言いました（いますか？）. それについて話してください.			
72. あなたは人の言うことを聞かない，人の気持ちを考えないと苦情を言われたことがあると言いました（りますか？）. それについて話してください.			

?：不十分な情報　　0：ない，またはあてはまらない　　1：閾値以下　　2：閾値，またはあてはまる

⑦73. あなたはだれか成功している人を見ると，彼らより自分の方がそれに値していると感じると言いました（ますか？）. いくつか例をあげてください（そう感じるのはどのくらいの頻度ですか？）.	8. しばしば他人に嫉妬する，または他人が自分に嫉妬していると思い込む. 　2＝傾向を認め，少なくとも1つの例がある 私は、いわゆるスターと呼ばれる人よりもっと成功するに値する。私は彼らよりも優れている。多くの人は、私のかっこよさとスタイルに嫉妬する。	？　0　1　②	PD72
⑦74. あなたは他人にねたまれているとよく感じると言いました（ますか？）. あなたの何をねたむのですか？			
75. あなたの時間や注意を向ける価値のある人はほとんどいないと思うと言いました（いますか？）. それについて話してください. **面接中の行動も考慮すること**	9. 尊大で傲慢な行動，または態度. 　2＝傾向を認めるか，または<u>面接中に観察される</u>	？　0　1　②	PD73
76. あなたは他人に「気位が高く力強い」または傲慢であると苦情を言われたことがあると言いました（りますか？）. それについて話してください.			
	少なくとも5つ(1-9)の基準が「2」と評価される	いいえ　⑨はい ↓ 自己愛性パーソナリティ障害	PD74

?：不十分な情報　　0：ない，またはあてはまらない　　1：閾値以下　　2：閾値，またはあてはまる

SCID-5-PD

境界性パーソナリティ障害	境界性パーソナリティ障害の基準					

対人関係，自己像，感情などの不安定性および著しい衝動性の広範な様式で，成人期早期までに始まり，種々の状況で明らかになる．以下のうち5つ（またはそれ以上）によって示される．

⑦77. あなたは本当に大事にしていた人が去ってしまうことを考えて，ひどく取り乱したことがある<u>と言いました</u>（りますか？）．

そのときあなたは何をしましたか？（相手を脅したり，嘆願したりしましたか？）

それはどのくらいの頻度で起こりましたか？

1. 現実に，または想像の中で，見捨てられることを避けようとするなりふりかまわない努力．

（注：基準5で取り上げられる自殺行為または自傷行為は含めないこと）

2＝いくつかの例がある

?　0　1　②　PD75

関係が終わるときにはいつも起こる．前の恋人に繰り返し電話する．

⑦78. あなたが本当に大事にしている人との関係は，極端に良かったり悪かったりすることが何度もある<u>と言いました</u>（りますか？）．

それについて話してください．

（彼らを完璧である，あなたが望むすべてであると思ったときがあったり，他のときには，彼らがひどい人だと思ったことがありましたか？　そのような人間関係は何回くらいありましたか？）

2. 理想化とこき下ろしとの両極端を揺れ動くことによって特徴づけられる，不安定で激しい対人関係の様式．

2＝1つの長く続いた関係またはいくつかの短い関係の中で，少なくとも2回両極端を<u>揺れ動く型</u>があったこと

?　0　1　②　PD76

いつも嵐のような対人関係があった．

?：不十分な情報　　0：ない，またはあてはまらない　　1：閾値以下　　2：閾値，またはあてはまる

79. あなたは自分がどういう人間なのかという考えが劇的に変わることがよくあると言いました（りますか？）. それについてもう少し話してください.	3. 同一性の混乱：著明で持続的に不安定な自己像または自己意識. （注：青年期における正常な不確実性を含めないこと） 2＝傾向を認める	? ⓪ 1 2	PD77
80. あなたは相手や状況が変わると自分も変わるので，ときどき自分が本当はどういう人間かわからなくなることがあると言いました（りますか？）. いくつか例をあげてください（よくそう感じますか？）.			
81. あなたは人生の目標，職業上の計画，宗教的な信念などが突然何回も変わったと言いました（りましたか？）. それについてもう少し話してください.			
82. あなたは友人の種類，または性同一性が突然何回も変わったと言いました（りましたか？）. それについてもう少し話してください.			

?：不十分な情報　　0：ない，またはあてはまらない　　1：閾値以下　　2：閾値，またはあてはまる

SCID-5-PD　　　　　　　　　境界性パーソナリティ障害　　　　　　　　　39

83. あなたは衝動的に物事をしたことがよくあると言いました（りますか？）。

それはどのようなことですか？

✓（使えるお金以上のものを買ったり，✓見ず知らずの人とセックスをしたり，あるいは「危険なセックス」をしたり，✓すごく酒を飲みすぎたり，あるいは薬物に手を出したり，危険な運転をしたり，過食をしたりしたことはありますか？）

もし今言った例で1つでもあった場合：それについて話してください．それはよくあったことですか？

| 4. 自己を傷つける可能性のある衝動性で，少なくとも2つの領域にわたるもの（例：浪費，性行為，物質乱用，無謀な運転，過食）. | ? 0 1 ② PD78 |

（注：基準5で取り上げられる自殺行為または自傷行為は含めないこと）

2＝衝動的な行動パターンを示すいくつかの例（必ずしも上記の例だけに限らない）

酒も，薬物も，セックスも，いつもクレジットカードの借金がある．

84. あなたは自分を傷つけようとしたり，自殺しようとしたり，自殺をすると脅したりしたことがあると言いました（りますか？）．

「はい」の場合：最後にそれをしたのはいつですか？

85. あなたは自分の身体をわざと切ったり，やけどしたり，ひっかいたりしたことがあると言いました（りますか？）．

それについて話してください．

| 5. 自殺の行動，そぶり，脅し，または自傷行為の繰り返し． | ? 0 ① 2 PD79 |

2＝2回以上の行為（うつ病エピソード中ではないとき）

（注：現在の自殺念慮，自殺企図，または自殺行為は，臨床家によって完全に評価されるべきであり，また必要であれば，その対応をとるべきである）

1回だけ

?：不十分な情報　　0：ない，またはあてはまらない　　1：閾値以下　　2：閾値，またはあてはまる

86. あなたは1日のうちでも，生活の中で何が起こっているかによって，急に気分が変わってしまうことがよくあると言いました（りますか？）. それについて話してください．どのようなことで気分が変わるのですか？ 典型的には，どのくらいの時間「いやな」気分が続くのですか？	6. 顕著な気分反応性による感情の不安定性（例：通常は2〜3時間持続し，2〜3日以上持続することはまれな，エピソード的に起こる強い不快気分，いらだたしさ，または不安）. 2＝傾向を認める いつもひどくゆううつ	? 0 1 ②	PD80
87. あなたはしばしば心の中が空虚に感じると言いました（ますか？）. それについてもう少し話してください．	7. 慢性的な空虚感． 2＝傾向を認める	? ⓪ 1 2	PD81
88. あなたは激しいかんしゃくを起こしたり，怒って自制心を失うことがよくあると言いました（りますか？）. いくつか例をあげてください．	8. 不適切で激しい怒り，または怒りの制御の困難（例：しばしばかんしゃくを起こす，いつも怒っている，取っ組み合いの喧嘩を繰り返す）. 2＝傾向を認め，少なくとも1つの例がある，またはいくつかの例がある	? ⓪ 1 2	PD82
89. あなたは怒ると人をたたいたり，ものを投げたりすると言いました（しますか？）. いくつか例をあげてください． （よくそうなるのですか？）			
90. あなたはささいなことでもひどく腹を立ててしまうと言いました（いますか？）. いくつか例をあげてください． （よくそうなるのですか？）			

?：不十分な情報　　0：ない，またはあてはまらない　　1：閾値以下　　2：閾値，またはあてはまる

SCID-5-PD　　　　　　　　　境界性パーソナリティ障害　　　　　　　　　41

| 91. あなたは非常に動転すると，他人を疑ったり，自分の身体から分離したように感じたり，または物事が現実的に感じられなくなると言いました（りますか？）．

それはどのような状況で起こりますか？ | 9. 一過性のストレス関連性の妄想様観念または重篤な解離症状．

2＝精神病性障害や精神病性の特徴を伴う気分障害の経過中にだけ起こるものではなく，ストレスに関連したいくつかの例がある

少なくとも5つ(1-9)の基準が「2」と評価される | ?　⓪　1　2

ⓘいえ　はい
↓
境界性パーソナリティ障害 | PD83

PD84 |

?：不十分な情報　　0：ない，またはあてはまらない　　1：閾値以下　　2：閾値，またはあてはまる

103

反社会性パーソナリティ障害	反社会性パーソナリティ障害の基準		
	B. その人は少なくとも18歳以上である.	いいえ **はい**	PD85
(注：どの基準も「2」と評価されるためには，その行動が統合失調症，または双極性障害の経過中にのみ起こるべきではない)	C. 少なくとも次の2つで示される，15歳以前に発症した素行症の証拠がある.		
92. あなたは15歳になる前に，他の子どもをいじめ，脅迫し，怖がらせたことがあると言いました（りますか？）. いくつか例をあげてください. 何回くらいありましたか？	1. (15歳以前に) しばしば他人をいじめ，脅迫し，または威嚇した.	? **0** 1 2	PD86
93. あなたは15歳になる前に，喧嘩を始めたことがあると言いました（りますか？）. いくつか例をあげてください. 何回くらいありましたか？	2. (15歳以前に) しばしば取っ組み合いの喧嘩を始めた.	? **0** 1 2	PD87
94. あなたは15歳になる前に，バット，煉瓦，割れた瓶，ナイフ，銃などの凶器を使って，他人を傷つけたり，脅迫したりしたことがあると言いました（りますか？）. それについて話してください.	3. (15歳以前に) 他人に重大な身体的危害を与えるような凶器を使用したことがある（例：バット，煉瓦，割れた瓶，ナイフ，銃）.	? **0** 1 2	PD88
95. あなたは15歳になる前に，他人に身体の痛みや苦痛を与える残酷なことをしたことがあると言いました（りますか？）. 何をしたのですか？	4. (15歳以前に) 人に対して身体的に残酷であった.	? **0** 1 2	PD89

?：不十分な情報　　0：ない，またはあてはまらない　　1：閾値以下　　2：閾値，またはあてはまる

SCID-5-PD	反社会性パーソナリティ障害				

96. あなたは15歳になる前に，わざと動物を傷つけたことがあると言いました（りますか？）． 何をしたのですか？	5. (15歳以前に)動物に対して身体的に残酷であった．	?	⓪	1　2	PD90
97. あなたは15歳になる前に，人を脅迫して，襲いかかる強盗，ひったくり，強奪をしたことがあると言いました（力ずくで奪ったりしたことがありますか？）． それについて話してください．	6. (15歳以前に)被害者の面前での盗みをしたことがある(例：人に襲いかかる強盗，ひったくり，強奪，凶器を使っての強盗)．	?	⓪	1　2	PD91
98. あなたは15歳になる前に，他人に性的なことを強制したことがあると言いました（りますか？）． それについて話してください．	7. (15歳以前に)性行為を強いたことがある．	?	⓪	1　2	PD92
99. あなたは15歳になる前に，放火をしたことがあると言いました（りますか？）． それについて話してください． 重大な損害を与えようとしたのですか？	8. (15歳以前に)重大な損害を与えるために故意に放火をしたことがある．	?	⓪	1　2	PD93
100. あなたは15歳になる前に，自分のものではないものをわざと壊したことがあると言いました（りますか？）． 何を壊したのですか？	9. (15歳以前に)故意に他人の所有物を破壊したことがある(放火以外で)．	?	⓪	1　2	PD94
101. あなたは15歳になる前に，他人の家や建造物，車に侵入したことがあると言いました（りますか？）． それについて話してください．	10. (15歳以前に)他人の住居，建造物，または車に侵入したことがある．	?	⓪	1　2	PD95

？：不十分な情報　　0：ない，またはあてはまらない　　1：閾値以下　　2：閾値，またはあてはまる

102. あなたは 15 歳になる前に，自分が欲しいものをえるため，または何かすることから逃れるために，頻繁に他人に嘘をついたり，だましたりしたことがあると言いました（りますか？）. いくつか例をあげてください． 何回くらいそうしましたか？	11.（15歳以前に）ものまたは好意をえたり，または義務を逃れるためしばしば嘘をついた（例：他人をだます）．	? ⓪ 1 2	PD96
103. あなたは 15 歳になる前に，ときどきものを盗んだり，万引きしたり，金銭目的でだれかのサインを偽造したことがあると言いました（りますか？）. いくつか例をあげてください．	12.（15歳以前に）被害者の面前ではなく，多少価値のある物品を盗んだことがある（例：万引き，ただし破壊や侵入のないもの，文書偽造）．	? ⓪ 1 2	PD97
104. あなたは 15 歳になる前に，家を空けたことがあると言いました（りますか？）. 2 回以上ありましたか？ （当時はだれと一緒に住んでいたのですか？）	13.（15歳以前に）親または親代わりの人の家に住んでいるあいだに，一晩中，家を空けたことが少なくとも 2 回，または長期にわたって家に帰らないことが 1 回あった．	? ⓪ 1 2	PD98
105. あなたは 13 歳になる前に，家に戻る時間を過ぎて，たいへん遅くまで外出したままだったことがよくあると言いました（りましたか？）. 何回くらいありましたか？	14.（13歳以前に）親の禁止にもかかわらず，しばしば夜間に外出した．	? ⓪ 1 2	PD99
106. あなたは 13 歳になる前に，よく学校をさぼったと言いました（りましたか？）. 何回くらいありましたか？	15.（13歳以前に）しばしば学校を怠けた．	? ⓪ 1 2	PD100

?：不十分な情報　　0：ない，またはあてはまらない　　1：閾値以下　　2：閾値，またはあてはまる

| SCID-5-PD | 反社会性パーソナリティ障害 | 45 |

少なくとも2つ(C1-C15)の素行症の基準が「2」と評価される(すなわち「いくつかの素行症の症状がある」)

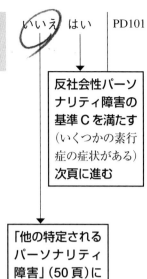

?：不十分な情報　　0：ない，またはあてはまらない　　1：閾値以下　　2：閾値，またはあてはまる

(注：どの基準も「2」と評価されるためには，その行動が統合失調症，または双極性障害の経過中にのみ起こるべきではない)	A. 他人の権利を無視し侵害する広範な様式で，15歳以降起こっており，以下のうち3つ(またはそれ以上)によって示される．		

これからあなたが15歳になってからのことを聞きます．

たとえ逮捕されなかった場合でも，法律に違反することをしたことがありますか？ 例えば，盗み，なりすまし，無効の小切手を切る，あるいは売春などをしたことがありますか？	1. 法にかなった行動という点で社会的規範に適合しないこと．これは逮捕の原因になる行為を繰り返し行うことで示される． 2=いくつかの例がある	? ⓪ 1 2	PD102
すべて「いいえ」の場合：何かで逮捕されたことはありますか？			
欲しいものを手に入れるため，ただ面白いというためによく嘘をつきますか？ 偽名を使ったり，他人になりすましたことがありますか？ 何か手に入れるために他人をだましたことがありますか？	2. 虚偽性．これは繰り返し嘘をつくこと，偽名を使うこと，または自分の利益や快楽のために人をだますことによって示される． 2=いくつかの例がある	? ⓪ 1 2	PD103
でき心で，自分または他人にどのような影響があるかを考えずに行動することがよくありますか？ それについて話してください．それはどのようなことですか？ 次の仕事がないのに，仕事をやめたことがありますか？（何回くらいありましたか？） 他に住む場所もないのに，引っ越したことがありますか？ それについて話してください．	3. 衝動性，または将来の計画を立てられないこと． 2=いくつかの例がある	? ⓪ 1 2	PD104

?：不十分な情報　　0：ない，またはあてはまらない　　1：閾値以下　　2：閾値，またはあてはまる

| SCID-5-PD | 反社会性パーソナリティ障害 | | 47 |

喧嘩をしたことがありますか？（何回くらいありましたか？）	4. 易怒性および攻撃性．これは身体的な喧嘩または暴力を繰り返すことによって示される．	? ⓪ 1 2	PD105
あなたは怒って他人（**配偶者やパートナーを含む**）をなぐったり，ものを投げつけたりしたことがありますか？（何回くらいありましたか？）	2＝いくつかの例がある		
子どもをひどくなぐったことがありますか？　それについて話してください．			
だれかの身体を痛めつけたり，傷つけたことがありますか？　それについて話してください（何回くらいありましたか？）．			
飲酒したりハイな状態になって車を運転したことがありますか？	5. 自分または他人の安全を考えない無謀さ．	? ⓪ 1 2	PD106
何回スピード違反の切符を切られたり，または車の事故を起こしましたか？	2＝いくつかの例がある		
よく知らない人とセックスをするときは，いつも避妊や感染予防をしますか？			
（自分が世話をするはずの子どもを，よくそのような危険な目に遭わせると人に言われたことがありますか？）			

　?：不十分な情報　　0：ない，またはあてはまらない　　1：閾値以下　　2：閾値，またはあてはまる

最近5年間に，仕事をしていなかった期間はどのくらいありますか？	6. 一貫して無責任であること．これは仕事を安定して続けられない，または経済的な義務を果たさない，ということを繰り返すことによって示される．	? **⓪** 1 2	PD107
長期間の場合：なぜですか？（仕事がなかったのですか？）			
仕事をしていたとき，ミスが多かったですか？	2＝いくつかの例がある		
「はい」の場合：なぜですか？			
金を借りたのに返さなかったことがありますか？（何回くらいですか？）			
子どもの養育費を払わない，または子どもやあなたに頼っている人にお金を渡さなかったことがありますか？			
反社会的行為の証拠はあるが良心の呵責があるかどうか不明な場合：反社会的行為についてどのように感じていますか？	7. 良心の呵責の欠如．これは他人を傷つけたり，いじめたり，または他人のものを盗んだりしたことに無関心であったり，それを正当化したりすることによって示される．	? **⓪** 1 2	PD108
（あなたのした行為に何か悪い点があったと考えますか？）			
あなたは**反社会的行為**が正当なものであったと思いますか？	2＝いくつかの反社会的行為について良心の呵責が欠如している		
（他人がそれに値すると思いますか？）			

?：不十分な情報　　0：ない，またはあてはまらない　　1：閾値以下　　2：閾値，またはあてはまる

SCID-5-PD 反社会性パーソナリティ障害 49

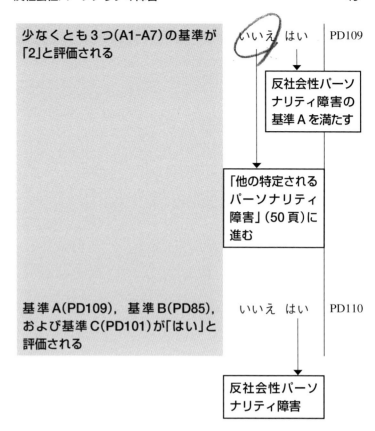

? : 不十分な情報　　0 : ない, またはあてはまらない　　1 : 閾値以下　　2 : 閾値, またはあてはまる

他の特定されるパーソナリティ障害

	他の特定されるパーソナリティ障害の基準	
	パーソナリティ障害に特徴的な症状が優勢であるが，パーソナリティ障害群の診断分類のどの障害の基準も完全には満たさない場合の症状の現れ．	いいえ　はい　PD111 → SCID-5-PDの終了．1頁の診断サマリースコアシートに記載すること
そのことがどのような問題の原因になりましたか？ それが他人との人間関係または相互関係に影響しましたか？ あなたの家族，恋人または友人はどうですか？ そのことがあなたの仕事や学業に影響しましたか？ そのことが他人にどのような迷惑をかけましたか？	その症状は，臨床的に意味のある苦痛，または社会的，職業的，または他の重要な領域における機能の障害を引き起こしている．	いいえ　はい → 他の特定されるパーソナリティ障害 → SCID-5-PDの終了．1頁の診断サマリースコアシートに記載すること

？：不十分な情報　　0：ない，またはあてはまらない　　1：閾値以下　　2：閾値，またはあてはまる

STRUCTURED CLINICAL INTERVIEW FOR DSM-5®
SCREENING PERSONALITY QUESTIONNAIRE

Michael B. First, M.D.
Janet B. W. Williams, Ph.D.
Lorna Smith Benjamin, Ph.D.
Robert L. Spitzer, M.D.

SCID-5-SPQ

DSM-5® パーソナリティ障害のための構造化面接（SCID-5-PD）のためのスクリーニングとして使用されるように作製されている

監訳 髙橋三郎
訳 大曽根彰

あなたのイニシャル：＿＿＿＿＿＿＿＿＿＿
今日の日付：20＿＿＿＿＿＿＿＿＿　PQ1

以下は記入の必要はありません

Study No.：＿＿＿＿＿＿＿＿＿　PQ2
ID No.：＿＿＿＿＿＿＿＿＿　PQ3

医学書院

SCID-5-PD—DSM-5 パーソナリティ障害のための構造化面接
SCID-5-SPQ
日本語版Ⓒ 2017　医学書院

本書を無断で複製する行為（複写，スキャン，デジタルデータ化など）は，「私的使用のための複製」など著作権法上の限られた例外を除き禁じられています．大学，病院，診療所，企業などにおいて，業務上使用する目的（診療，研究活動を含む）で上記の行為を行うことは，その使用範囲が内部的であっても，私的使用には該当せず，違法です．また私的使用に該当する場合であっても，代行業者等の第三者に依頼して上記の行為を行うことは違法となります．

JCOPY 〈出版者著作権管理機構　委託出版物〉
本書の無断複製は著作権法上での例外を除き禁じられています．複製される場合は，そのつど事前に，出版者著作権管理機構（電話 03-3513-6969，FAX 03-3513-6979，info@jcopy.or.jp）の許諾を得てください．

SCID-5-SPQ   1

記入方法

　この質問票は，あなたがどのようなタイプであるかお聞きするものです．つまり，過去数年間，あなたが普段どのように感じ，行動したかということについての質問です．もし質問があなたに完全にあてはまるか，だいたいあてはまるなら「はい」を○で囲んでください．もし質問があてはまらないなら「いいえ」を○で囲んでください．もし質問の意味がわからないときには，何も印をつけないでください．

1.	あなたは多くの人と関わり合いをもたなければならない仕事や課題を避けたことがありますか？	いいえ	はい	PQ4
2.	あなたは他人があなたを好きになるという確信がなければ人と関係をもつことを避けますか？	いいえ	はい	PQ5
3.	あなたは身近な人にも心を開くことが難しいと感じますか？	いいえ	はい	PQ6
4.	あなたは人前で批判されたり，拒絶されたりすることをよく心配しますか？	いいえ	はい	PQ7
5.	あなたは初対面の人と会ったとき，たいてい無口ですか？	いいえ	はい	PQ8
6.	あなたは自分のことを，他のほとんどの人ほど良いところがない，頭が良くない，魅力的でないと信じていますか？	いいえ	はい	PQ9
7.	あなたは難しそうなことをしたり，新しいことを試みることが恐いですか？	いいえ	はい	PQ10
8.	あなたは何を着たら良いか，レストランで何を注文すれば良いかなど，普段のことを決めるのにも，他人から多くの助言や保証がないと困難ですか？	いいえ	はい	PQ11
9.	あなたは生活上の重要なこと，例えば金銭，子どもの養育，住まいに関することについても他人に頼りますか？	いいえ	はい	PQ12
10.	あなたは相手が間違っていると思っても，反対することは難しいですか？	いいえ	はい	PQ13
11.	あなたは自分自身で物事を始めたり，取りかかったりすることが難しいですか？	いいえ	はい	PQ14

12. あなたは他人に世話をしてもらうことがたいへん重要なので，他人のために不快なことや理不尽なことまでしてしまいますか？	いいえ	はい		PQ15
13. あなたは1人になると，たいてい落ち着かないですか？	いいえ	はい		PQ16
14. あなたは親しい関係が終わると，すぐにだれか自分の面倒をみてくれる人を見つけようとしますか？	いいえ	はい		PQ17
15. あなたは自分が1人残されて，自分で自分の面倒をみることになることを，とても心配していますか？	いいえ	はい		PQ18
16. あなたは細かいこと，物の順序，組立て方を重視したり，一覧表や予定表をつくったりするのに多くの時間を費やすタイプですか？	いいえ	はい		PQ19
17. あなたは物事を正確に正しくしようと多くの時間をかけすぎて，物事が終わらなくなりますか？	いいえ	はい		PQ20
18. あなたは仕事や生産的であることに非常にのめり込みますか？	いいえ	はい		PQ21
19. あなたは物事の善悪に関して，とても厳しい基準をもっていますか？	いいえ	はい		PQ22
20. あなたはいつか役に立つかもしれないと，ものを捨てるのに困ったことがありますか？	いいえ	はい		PQ23
21. あなたは自分の希望する通りの方法で物事をすることに同意してくれないと，他人と一緒に仕事をしたり，仕事を頼みたくないですか？	いいえ	はい		PQ24
22. あなたは自分自身や他人のためにお金を使いたくないですか？	いいえ	はい		PQ25
23. あなたは一度計画を立てたら，変更することが難しいですか？	いいえ	はい		PQ26
24. あなたは頑固だと他人に言われたことがありますか？	いいえ	はい		PQ27
25. あなたは他人が利用している，危害を加えている，または嘘をついていると感じることがよくありますか？	いいえ	はい		PQ28

26.	あなたは他人を信じない，自分のことを話さない人ですか？	いいえ	はい	PQ29
27.	あなたは他人に悪く利用されることを恐れて，自分のことは人に教えないのが一番良いと思いますか？	いいえ	はい	PQ30
28.	あなたは他人が言ったり行ったりすることで，脅しや侮辱を感じることがよくありますか？	いいえ	はい	PQ31
29.	あなたは自分を侮辱したり，軽蔑した人を恨み続け，または許すのに長い時間がかかりますか？	いいえ	はい	PQ32
30.	あなたはずっと以前に自分にされたり，言われたりしたことで許せない人が大勢いますか？	いいえ	はい	PQ33
31.	あなたはだれかに批判されたり侮辱されると，怒ったり，罵声を浴びせたりすることがよくありますか？	いいえ	はい	PQ34
32.	あなたは自分の配偶者やパートナーが浮気をしているのではないかと，ときどき疑ったことがありますか？	いいえ	はい	PQ35
33.	あなたは外出して人々の中にいて，他人が話をしているのを見ると，自分のことを話しているように感じることがよくありますか？	いいえ	はい	PQ36
34.	あなたは人々と一緒になると，見られていたり，見つめられているように感じることがよくありますか？	いいえ	はい	PQ37
35.	あなたは歌詞や映画の中，またはテレビ放送の中の何かが，とりわけあなたに特別な意味があるように感じることがよくありますか？	いいえ	はい	PQ38
36.	あなたは迷信深い人間ですか？	いいえ	はい	PQ39
37.	あなたは何かを願ったり考えたりするだけで，そのことを引き起こすことができるかのように感じたことがありますか？	いいえ	はい	PQ40
38.	あなたは個人的な超自然的体験がありますか？	いいえ	はい	PQ41
39.	あなたは自分には物事を知ったり予測できる「第六感」があると信じていますか？	いいえ	はい	PQ42

40. あなたはすべてが非現実的であると感じたり，あなたが自分の身体や心から離れて感じたり，または自分自身の思考や動作を外部から見ている観察者のように感じたりすることがよくありますか？	いいえ	はい		PQ43
41. あなたは他人に見えないものを見ることがよくありますか？	いいえ	はい		PQ44
42. あなたは自分の名前をささやく声をよく聞きますか？	いいえ	はい		PQ45
43. だれも見えないのに，だれかがそばにいるような感じや，何かの力がそばにあるような感じがしたことがありますか？	いいえ	はい		PQ46
44. あなたは近親の家族の他に，本当に親しい人はほとんどいませんか？	いいえ	はい		PQ47
45. あなたはあまりよく知らない人と一緒にいると，しばしば神経質になりますか？	いいえ	はい		PQ48
46. あなたは友人や恋愛関係をもっていること，または家族とかかわることは重要ではないですか？	いいえ	はい		PQ49
47. あなたは何かをするときに，他人とするより，ほとんどいつも1人でしますか？	いいえ	はい		PQ50
48. あなたは他人と性体験をもつことに対する興味がほとんどないか，まったくないですか？	いいえ	はい		PQ51
49. あなたは喜びを感じるようなことが実際はほとんどないですか？	いいえ	はい		PQ52
50. あなたは人があなたをどう思っているかは，どうでも良いですか？	いいえ	はい		PQ53
51. あなたは非常に怒ったり，または喜びを感じたりするような強い感情がほとんどないですか？	いいえ	はい		PQ54
52. あなたは人の注目の的になることが好きですか？	いいえ	はい		PQ55
53. あなたは異性の気を引く傾向がありますか？	いいえ	はい		PQ56

SCID-5-SPQ

54. あなたは自分が人々を「誘っている」と思うことがよくありますか？	いいえ	はい	PQ57
55. あなたは服装や外見で自分に対する関心を引こうとしますか？	いいえ	はい	PQ58
56. あなたは行動や話し方にたいへん劇的になる傾向がありますか？	いいえ	はい	PQ59
57. 例えば，悲しい話を聞いたときにすすり泣いてしまうように，あなたは他のほとんどの人より情緒的ですか？	いいえ	はい	PQ60
58. あなたは一緒にいる人や本で読んだりテレビで見たばかりのことに影響されて，自分の考えを変えてしまうことがよくありますか？	いいえ	はい	PQ61
59. あなたは水道業者，車の整備士，また医師のようなサービスを提供する人でさえ，良い友人だと感じますか？	いいえ	はい	PQ62
60. あなたは他のほとんどの人と比べ，より重要で，より才能があり，より成功しますか？	いいえ	はい	PQ63
61. あなたは自分のことを高く思い込みすぎていると人に言われますか？	いいえ	はい	PQ64
62. あなたはいつかは自分のものになると期待する権力，成功，承認について考えてばかりいますか？	いいえ	はい	PQ65
63. あなたはいつかは自分のものになるという究極の恋愛のことを考えてばかりいますか？	いいえ	はい	PQ66
64. あなたは何か問題が生じたときには，一番地位の高い人に会うことを，ほとんどいつも求めますか？	いいえ	はい	PQ67
65. あなたは重要な，または影響力のある人たちと時間を過ごすようにしていますか？	いいえ	はい	PQ68
66. あなたにとって，何らかの形で他人に注目されたり，賞賛されることが重要ですか？	いいえ	はい	PQ69

67.	あなたは特別な取り計らいに値するような人である，他人はあなたの望むことを自動的にするべきであると感じますか？	いいえ	はい	PQ70
68.	他人の要求より自分の要求の方がたいてい優先されるべきですか？	いいえ	はい	PQ71
69.	あなたは他人から人を利用すると苦情を言われたことがありますか？	いいえ	はい	PQ72
70.	あなたは一般的に，他人の欲求や気持ちは，本当は自分の問題ではないと感じますか？	いいえ	はい	PQ73
71.	あなたは他人の問題はしばしば退屈だと思いますか？	いいえ	はい	PQ74
72.	あなたは人の言うことを聞かない，人の気持ちを考えないと苦情を言われたことがありますか？	いいえ	はい	PQ75
73.	あなたはだれか成功している人を見ると，彼らより自分の方がそれに値していると感じますか？	いいえ	はい	PQ76
74.	あなたは他人にねたまれているとよく感じますか？	いいえ	はい	PQ77
75.	あなたの時間や注意を向ける価値のある人はほとんどいないと思いますか？	いいえ	はい	PQ78
76.	あなたは他人に「気位が高く力強い」または傲慢であると苦情を言われたことがありますか？	いいえ	はい	PQ79
77.	あなたは本当に大事にしていた人が去ってしまうことを考えて，ひどく取り乱したことがありますか？	いいえ	はい	PQ80
78.	あなたが本当に大事にしている人との関係は，極端に良かったり悪かったりすることが何度もありますか？	いいえ	はい	PQ81
79.	あなたは自分がどういう人間なのかという考えが劇的に変わることがよくありますか？	いいえ	はい	PQ82
80.	あなたは相手や状況が変わると自分も変わるので，ときどき自分が本当はどういう人間かわからなくなることがありますか？	いいえ	はい	PQ83

SCID-5-SPQ

81. あなたは人生の目標，職業上の計画，宗教的な信念などが突然何回も変わりましたか？	いいえ	はい		PQ84
82. あなたは友人の種類，または性同一性が突然何回も変わりましたか？	いいえ	はい		PQ85
83. あなたは衝動的に物事をしたことがよくありますか？	いいえ	はい		PQ86
84. あなたは自分を傷つけようとしたり，自殺しようとしたり，自殺をすると脅したりしたことがありますか？	いいえ	はい		PQ87
85. あなたは自分の身体をわざと切ったり，やけどしたり，ひっかいたりしたことがありますか？	いいえ	はい		PQ88
86. あなたは1日のうちでも，生活の中で何が起こっているかによって，急に気分が変わってしまうことがよくありますか？	いいえ	はい		PQ89
87. あなたはしばしば心の中が空虚に感じますか？	いいえ	はい		PQ90
88. あなたは激しいかんしゃくを起こしたり，怒って自制心を失うことがよくありますか？	いいえ	はい		PQ91
89. あなたは怒ると人をたたいたり，ものを投げたりしますか？	いいえ	はい		PQ92
90. あなたはささいなことでもひどく腹を立ててしまいますか？	いいえ	はい		PQ93
91. あなたは非常に動転すると，他人を疑ったり，自分の身体から分離したように感じたり，または物事が現実的に感じられなくなりますか？	いいえ	はい		PQ94

次の質問は，あなたが15歳になる前にしたことに適用すること．

92. あなたは15歳になる前に，他の子どもをいじめ，脅迫し，怖がらせたことがありますか？	いいえ	はい		PQ95
93. あなたは15歳になる前に，喧嘩を始めたことがありますか？	いいえ	はい		PQ96

94. あなたは15歳になる前に，バット，煉瓦，割れた瓶，ナイフ，銃などの凶器を使って，他人を傷つけたり，脅迫したりしたことがありますか？	いいえ	はい		PQ97
95. あなたは15歳になる前に，他人に身体の痛みや苦痛を与える残酷なことをしたことがありますか？	いいえ	はい		PQ98
96. あなたは15歳になる前に，わざと動物を傷つけたことがありますか？	いいえ	はい		PQ99
97. あなたは15歳になる前に，人を脅迫して，襲いかかる強盗，ひったくり，力ずくで奪ったりしたことがありますか？	いいえ	はい		PQ100
98. あなたは15歳になる前に，他人に性的なことを強制したことがありますか？	いいえ	はい		PQ101
99. あなたは15歳になる前に，放火をしたことがありますか？	いいえ	はい		PQ102
100. あなたは15歳になる前に，自分のものではないものをわざと壊したことがありますか？	いいえ	はい		PQ103
101. あなたは15歳になる前に，他人の家や建造物，車に侵入したことがありますか？	いいえ	はい		PQ104
102. あなたは15歳になる前に，自分が欲しいものをえるため，または何かすることから逃れるために，頻繁に他人に嘘をついたり，だましたりしたことがありますか？	いいえ	はい		PQ105
103. あなたは15歳になる前に，ときどきものを盗んだり，万引きしたり，金銭目的でだれかのサインを偽造したことがありますか？	いいえ	はい		PQ106
104. あなたは15歳になる前に，家を空けたことがありますか？	いいえ	はい		PQ107
次の2つの質問は，あなたが13歳になる前にしたことに適用すること．				
105. あなたは13歳になる前に，家に戻る時間を過ぎて，たいへん遅くまで外出したままだったことがよくありましたか？	いいえ	はい		PQ108
106. あなたは13歳になる前に，よく学校をさぼりましたか？	いいえ	はい		PQ109

STRUCTURED CLINICAL INTERVIEW FOR DSM-5® PERSONALITY DISORDERS

Michael B. First, M.D.
Janet B. W. Williams, Ph.D.
Lorna Smith Benjamin, Ph.D.
Robert L. Spitzer, M.D.

SCID-5-PD

監訳 髙橋三郎
訳 大曽根彰

患者：_____

面接日：____ ____ _____
　　　　 月　 日　 年

臨床医：_____

医学書院

SCID-5-PD―DSM-5 パーソナリティ障害のための構造化面接
SCID-5-PD
日本語版Ⓒ 2017　医学書院

本書を無断で複製する行為(複写,スキャン,デジタルデータ化など)は,「私的使用のための複製」など著作権法上の限られた例外を除き禁じられています.大学,病院,診療所,企業などにおいて,業務上使用する目的(診療,研究活動を含む)で上記の行為を行うことは,その使用範囲が内部的であっても,私的使用には該当せず,違法です.また私的使用に該当する場合であっても,代行業者等の第三者に依頼して上記の行為を行うことは違法となります.

JCOPY 〈出版者著作権管理機構　委託出版物〉
本書の無断複製は著作権法上での例外を除き禁じられています.複製される場合は,そのつど事前に,出版者著作権管理機構(電話 03-3513-6969, FAX 03-3513-6979, info@jcopy.or.jp)の許諾を得てください.

# SCID-5-PD 診断サマリースコアシート

全体の質と情報の完全度：1＝不良　　2＝可　　3＝良　　4＝優
面接時間(分) ＿＿　＿＿　＿＿

ICD-10-CMコード	パーソナリティ障害	カテゴリー的基準があてはまっているか？*	もし基準があてはまっていない場合に，臨床的に意味のある特徴が存在するか？***	ディメンション的プロファイル 評価の合計にもとづく(0, 1, および2)
C群パーソナリティ障害				
F60.6	回避性	いいえ　はい(7つの中4つ)(11頁)	いいえ　はい(9-11頁)	0 1 2 3 4 5 6 7 8 9 10 11 12 13 14
F60.7	依存性	いいえ　はい(8つの中5つ)(14頁)	いいえ　はい(12-14頁)	0 1 2 3 4 5 6 7 8 9 10 11 12 13 14 15 16
F60.5	強迫性	いいえ　はい(8つの中4つ)(18頁)	いいえ　はい(15-18頁)	0 1 2 3 4 5 6 7 8 9 10 11 12 13 14 15 16
A群パーソナリティ障害				
F60.0	猜疑性	いいえ　はい(7つの中4つ，および基準B**)(21頁)	いいえ　はい(19-21頁)	0 1 2 3 4 5 6 7 8 9 10 11 12 13 14
F21	統合失調型	いいえ　はい(9つの中5つ，および基準B**)(26頁)	いいえ　はい(22-26頁)	0 1 2 3 4 5 6 7 8 9 10 11 12 13 14 15 16 17 18
F60.1	シゾイド	いいえ　はい(7つの中4つ，および基準B**)(29頁)	いいえ　はい(27-29頁)	0 1 2 3 4 5 6 7 8 9 10 11 12 13 14
B群パーソナリティ障害				
F60.4	演技性	いいえ　はい(8つの中5つ)(32頁)	いいえ　はい(30-32頁)	0 1 2 3 4 5 6 7 8 9 10 11 12 13 14 15 16
F60.81	自己愛性	いいえ　はい(9つの中5つ)(36頁)	いいえ　はい(33-36頁)	0 1 2 3 4 5 6 7 8 9 10 11 12 13 14 15 16 17 18
F60.3	境界性	いいえ　はい(9つの中5つ)(41頁)	いいえ　はい(37-41頁)	0 1 2 3 4 5 6 7 8 9 10 11 12 13 14 15 16 17 18
F60.2	反社会性	いいえ　はい(7つの中3つ)(49頁)と素行症の症状が2つ以上(45頁)	いいえ　はい(42-49頁)	0 1 2 3 4 5 6 7 8 9 10 11 12 13 14
他の特定されるパーソナリティ障害				
F60.89	他の特定される	いいえ　はい(50頁)	―	DSM-5のパーソナリティ障害ではない場合，その名称を記入すること：

*　頁数はSCID-5-PDの頁を示しており，その障害のカテゴリー的診断がなされている．
**　基準B：統合失調症，精神病性の特徴を伴う双極性障害または抑うつ障害，他の精神病性障害，または自閉スペクトラム症の経過中にのみ起こるものではない(注：自閉スペクトラム症は猜疑性パーソナリティ障害から除外されている疾患には含まれない)．
***　基準Cにおいて記載されているような臨床的に意味のある特徴，「「2」と評価するとき考慮するべき全般的パーソナリティ障害の基準」：つまり，その特徴はその人の社会的相互作用，親密な人間関係を形成して維持する能力，および/または，仕事，学校，家庭において有効に機能する能力に負の影響を及ぼすこと．

パーソナリティ障害の主診断(すなわち，臨床的関与の主な対象である，または対象となるべきパーソナリティ障害)：

　　　上記の診断の左にあげたものの中からICD-10-CMのコードを記すこと：F＿＿＿＿＿＿＿＿
　　　(注：パーソナリティ障害ではない場合は空白にしておくこと)

全般的な包括的な質問

注：SCID-5 全体像がすでに完成されていた場合は，ここは省略して，5頁の「パーソナリティ障害評価のための包括的な質問」へ．

あなたがいだいてきた問題や困難についてうかがいたいと思います．質問を進めるうちに，いくつかの注意をするかもしれません．質問を始める前に何か質問がありますか？

注：現在の自殺念慮，自殺企図，または自殺行為は，臨床家によって完全に評価されるべきであり，また必要であれば，その対応をとるべきである．

人口動態学的データ

何歳ですか？

結婚していますか？

　「いいえ」の場合：だれかと一緒に結婚しているように暮らしていますか？

　　「いいえ」の場合：婚姻歴がありますか？

結婚して何年ですか？

婚姻歴がある場合：何回結婚したことがありますか？

子どもはいますか？

　「はい」の場合：何人いますか？（子どもは何歳ですか？）

だれと住んでいますか？
（あなたの家庭で18歳未満の子どもを何人育てていますか？）

教育歴および就労歴

学校はどこまで行きましたか？

被検者が入学した学校を卒業できていなかった場合：どうしてやめてしまったのですか？

どのような仕事をしていますか？（家庭の外で働いていますか？）

その仕事をずっとしてきましたか？

　　「いいえ」の場合：過去に他にどのような仕事をしましたか？

1か所でもっとも長くてどのくらい働きましたか？

現在，（給料をもらって）雇われていますか？

　　「いいえ」の場合：なぜですか？

　　「不明」の場合：働けなかったり，学校に通えなかったりした時期がありましたか？

　　「はい」の場合：それはどうしてですか？

逮捕歴や，訴訟に巻き込まれたことや，他の法律的な問題がありましたか？

現在および過去の精神病理学的な期間

感情的な問題または精神的な問題でだれかに相談したことがありますか？

　　「はい」の場合：それは何のためですか？
　　（どのような治療を受けましたか？　薬をもらいましたか？　それはいつですか？）

　　「いいえ」の場合：あなたの感じ方や行動の仕方のためにだれかに相談すべきだと，あなた自身または他のだれかが考えたときがありましたか？
　　（それについてもう少し話してください．）

アルコールや薬物の問題でだれかに相談したことがありますか？

　「はい」の場合：それは何のためですか？
　（どのような治療を受けましたか？　薬をもらいましたか？　それはいつですか？）

あなたは断酒会，賭博常習者更生協会や過食者更生協会などの自助グループに出席したことがありますか？

　「はい」の場合：それは何のためですか？　それはいつですか？

あなたの人生で長期にわたって多量のアルコールや多量の薬物の摂取をしたことがありましたか？
それについて話してください．

これまでの人生を振り返って，一番動転したのはいつですか？
（それについて話してください．それはどのようなものでしたか？　どう感じましたか？）

パーソナリティ障害評価のための包括的な質問

これから，あなたがどのような人柄なのか，つまりあなたがいつもどのように感じたりふるまったりしているかについて質問をします．

境界のはっきりしたエピソード的なパーソナリティ障害でない時期があった場合：あなたにパーソナリティ障害でない症状が何度かあったことを知っています．今質問しようと思うのはそのような時期のことではありません．パーソナリティ障害でない症状がないときに，あなたが普段どのようだったかを考えてみてください．これについて何か質問はありますか？

パーソナリティ障害でない症状があった以前に自分自身をどのような人間だと考えていますか？

答えられなかった場合，次に進むこと．

パーソナリティ障害でない症状があった以前に他人はあなたをどのように思っていたと思いますか？

あなたの人生で大切な人は誰でしたか？

　　家族だけと答えた場合：友人はどうですか？

友人とはうまくやっていましたか？

あなたのいつもの物事への反応の仕方や人との付き合い方が，だれかと問題を引き起こしたことがありますか？（家庭ではどうですか？　学校ではどうですか？　職場ではどうですか？）（どのようにですか？）

満足のいく対人関係，仕事上の実現，または親友など，人生で欲しかったものをどの程度手に入れたと思いますか？

余暇をどう過ごしていますか？

余暇をだれと過ごしていますか？

自分の性格を変えられるとしたら，どのように変わりたいですか？

SCID-5-SPQ が完了していた場合：これからあなたが質問票に「はい」と答えた質問について話を進めたいと思います．

SCID-5-SPQ が完了していない場合：これから細かい質問に移ろうと思います．

「2」と評価するとき考慮するべき全般的パーソナリティ障害の基準

特定のパーソナリティ障害基準が「2」(閾値)にあたるかどうかを決定するとき，以下の全般的パーソナリティ障害基準を概観し考慮すること．

A. その人の属する文化から期待されるものより著しく偏った，内的体験および行動の持続的様式．このパーソナリティ障害の基準が「2」の評価の根拠となるためには，この連続線上のもっとも端に位置していなければならない．

・それはどのようなことですか？
・いくつか例をあげてください．
・あなたの知っているほとんどの人より，そうだと思いますか？

B. その持続的様式は，柔軟性がなく，個人的および社会的状況の幅広い範囲に広がっている．このパーソナリティ障害の基準は，ほとんどの状況においていつも示され，1つの対人関係や状況または役割に限定していない．

・それは多くの様々な状況で起こるのですか？
・それは多くの様々な人間とのあいだで起こるのですか？

C. その持続的様式は，臨床的に意味のある苦痛，または社会的，職業的，または他の重要な領域で機能の障害を引き起こしている．このパーソナリティ障害の基準は，その人の社会的相互作用，親密な人間関係を形成して維持する能力，および/または，仕事，学校，家庭において有効に機能する能力に負の影響を及ぼしている．

・そのことがあなたにどのような問題を引き起こしましたか？
・それがあなたの人間関係または他人との相互関係にどのような影響を及ぼしましたか？(家族，恋人，または友人についてはどうですか？)
・そのことがあなたの仕事や学業に影響していますか？
・そのことで他人にどのような迷惑が生じましたか？

D. その様式は安定し，長期にわたり，その始まりは少なくとも青年期または成人期早期にまでさかのぼることができる．このパーソナリティ障害の基準は，少なくともここ5年以上にわたって頻回に現れなければならず，その人の10代後半または20代初期までさかのぼって，その傾向の証拠がなければならない．

・あなたは長いあいだ，そのようだったのですか？
・これは何度も起こっていることですか？
・初めてそう感じた，あるいは行動したのはいつであったか覚えていますか？(あなたがそのように感じなかった期間を覚えていますか？)

E. その持続的様式は，他の精神疾患の兆候，またはその結果ではうまく説明されない．もし他の精神疾患が存在していたなら，このパーソナリティ障害の基準の経過は，他の精神疾患とは独立して起こっていなければならない（例：始まりが他の精神疾患の前であるか，または他の精神疾患が明らかではないときに意味のあるもの）．

ここで質問しているパーソナリティ障害項目に類似した症状をもった他の精神疾患の証拠がある場合：それはあなたに**精神疾患の症状**があったときだけに起こりますか？

F. その持続的様式は，物質（例：乱用薬物，医薬品）または他の医学的疾患（例：頭部外傷）の直接的な生理学的作用によるものではない．慢性の物質使用歴がある場合，このパーソナリティ障害の基準は，慢性反復性の物質中毒または離脱の兆候としてうまく説明されず，持続的な物質使用のための行動（例：反社会的行為）にのみ関連しているものではない．もし一般の医学的疾患が存在する場合，このパーソナリティ障害の基準は一般の医学的疾患の直接的な生理学的結果としてはうまく説明されない．

ここで質問しているパーソナリティ障害項目に似た症状を起こす，遷延性のアルコール過剰摂取または薬物使用の証拠がある場合：それはあなたが酔ったときかハイになったとき，あるいはアルコールや薬物をやめたときだけに起こりますか？　それはアルコールや薬物をえようとするときだけに起こりますか？

ここで質問しているパーソナリティ障害項目に似た症状を起こす，一般の医学的疾患の証拠がある場合：あなたは一般の医学的疾患の発症前にそのように感じましたか？

DSM-5 パーソナリティ障害の評価

回避性パーソナリティ障害	回避性パーソナリティ障害の基準			
	社会的抑制，不全感，および否定的評価に対する過敏性の広範な様式で，成人期早期までに始まり，種々の状況で明らかになる．以下のうち4つ（またはそれ以上）によって示される．			
1. あなたは多くの人と関わり合いをもたなければならない仕事や課題を避けたことがあると言いました（りますか？）． いくつか例をあげてください． それらの**仕事や課題**を避けた理由は何だったのですか？（人の中にいるのが好きでなかったり，あるいは批判されたり，拒絶されることが恐いからですか？）	1. 批判，非難，または拒絶に対する恐怖のために，重要な対人接触のある職業的活動を避ける． 2＝少なくとも2つの例	? 0 1 2		PD1
2. あなたは他人があなたを好きになるという確信がなければ人と関係をもつことを避けると言いました（ますか？）． あなたは歓迎され受け入れられるという確信がなければグループ活動に参加することを避けますか？ だれかに好かれているかどうかわからなければ，自分から何か働きかけをしますか？	2. 好かれていると確信できなければ，人と関係をもちたがらない． 2＝社会的関係にかかわることにはほとんどまったく主体性がない	? 0 1 2		PD2

?：不十分な情報　　0：ない，またはあてはまらない　　1：閾値以下　　2：閾値，またはあてはまる

3. あなたは身近な人にも心を開くことが難しいと言いました（感じますか？）． それはなぜですか？（からかわれたり，恥をかくことが恐いのですか？）	3. 恥をかかされる，または嘲笑されることを恐れるために，親密な関係の中でも遠慮を示す． 2＝ほとんどすべての対人関係にあてはまる	？ 0 1 2	PD3
4. あなたは人前で批判されたり，拒絶されたりすることをよく心配すると言いました（しますか？）．いくつか例をあげてください． そのことで長い時間くよくよ悩みますか？	4. 社会的な状況では，批判される，または拒絶されることに心がとらわれている． 2＝社会的な状況について長い時間くよくよ考える	？ 0 1 2	PD4
5. あなたは初対面の人と会ったとき，たいてい無口だと言いました（ですか？）． なぜそうなのですか？ （自分が何か不完全である，何か良くないところがあると感じるからですか？）	5. 不全感のために，新しい対人関係状況で抑制が起こる． 2＝その傾向を認め，かつ多くの例がある	？ 0 1 2	PD5
6. あなたは自分のことを，他のほとんどの人ほど良いところがない，頭が良くない，魅力的でないと信じていると言いました（ますか？）． それについて話してください．	6. 自分は社会的に不適切である，人間として長所がない，または他の人より劣っていると思っている． 2＝そう確信していることを認める	？ 0 1 2	PD6

？：不十分な情報　　0：ない，またはあてはまらない　　1：閾値以下　　2：閾値，またはあてはまる

7. あなたは難しそうなことをしたり，新しいことを試みることが恐いと言いました（ですか？）． それは恥をかくことが恐いためですか？ いくつか例をあげてください．	7. 恥ずかしいことになるかもしれないという理由で，個人的な危険をおかすこと，または何か新しい活動にとりかかることに，異常なほど引っ込み思案である． 2＝恥を恐れるために活動を回避する，いくつかの例がある．	？ 0 1 2	PD7
	少なくとも4つ(1-7)の基準が「2」と評価される	いいえ　はい ↓ 回避性パーソナリティ障害	PD8

？：不十分な情報　　0：ない，またはあてはまらない　　1：閾値以下　　2：閾値，またはあてはまる

依存性パーソナリティ障害	依存性パーソナリティ障害の基準					
	面倒をみてもらいたいという広範で過剰な欲求があり，そのために従属的でしがみつく行動をとり，分離に対する不安を感じる．成人期早期までに始まり，種々の状況で明らかになる．以下のうち5つ（またはそれ以上）によって示される．					
8. あなたは何を着たら良いか，レストランで何を注文すれば良いかなど，普段のことを決めるのにも，他人から多くの助言や保証がないと困難だと言いました（ですか？）. 助言や保証を求めて決めるとはどのようなことなのか，いくつか例をあげてください． （ほとんどいつもそうするのですか？）	1. 日常のことを決めるにも，他の人達からのありあまるほどの助言と保証がなければできない． 2＝いくつかの例がある	?	0	1	2	PD9
9. あなたは生活上の重要なこと，例えば金銭，子どもの養育，住まいに関することについても他人に頼ると言いました（りますか？）. いくつか例をあげてください（それは単に他人から助言をもらう以上のことですか？）. （それはあなたの生活で最も重要なことでもそうですか？）	2. 自分の生活のほとんどの主要な領域で，他人に責任をとってもらうことを必要とする． （注：単に他人から助言をもらうことや，その文化圏の中で期待される行動は含めないこと） 2＝いくつかの例がある	?	0	1	2	PD10

?：不十分な情報　　0：ない，またはあてはまらない　　1：閾値以下　　2：閾値，またはあてはまる

| SCID-5-PD | 依存性パーソナリティ障害 | | 13 |

10. あなたは相手が間違っていると思っても，反対することは難しいと言いました（ですか？）． そういうことがいつあったのか例をあげてください． もし反対すると，何が起こると恐れているのですか？	3. 支持または是認を失うことを恐れるために，他人の意見に反対を表明することが困難である． （注：懲罰に対する現実的な恐怖は含めないこと） 2＝傾向を認めるか，いくつかの例がある	？ 0 1 2	PD11
11. あなたは自分自身で物事を始めたり，取りかかったりすることが難しいと言いました（ですか？）． いくつか例をあげてください． （それをきちんとできる自信がないからですか？） （だれか助けてくれる人がそこにいさえすれば，それをできますか？）	4. 自分自身の考えで計画を始めたり，または物事を行うことが困難である（動機または気力が欠如しているというより，むしろ判断または能力に自信がないためである）． 2＝傾向を認める	？ 0 1 2	PD12
12. あなたは他人に世話をしてもらうことがたいへん重要なので，他人のために不快なことや理不尽なことまでしてしまうと言いました（いますか？）． そのような例をいくつかあげてください．	5. 他人からの世話および支えを得るために，不快なことまで自分から進んでするほどやりすぎてしまう． （注：仕事上の昇進など，人に好かれること以外の目標に到達しようという行動は含めないこと） 2＝傾向を認め，少なくとも1つの例がある	？ 0 1 2	PD13
13. あなたは1人になると，たいてい落ち着かないと言いました（ですか？）． なぜですか？（自分の面倒をみてくれる人が必要だからですか？）	6. 自分自身の面倒をみることができないという誇張された恐怖のために，1人になると不安，または無力感を感じる． 2＝傾向を認める	？ 0 1 2	PD14

？：不十分な情報　　0：ない，またはあてはまらない　　1：閾値以下　　2：閾値，またはあてはまる

14. あなたは親しい関係が終わると，すぐにだれか自分の面倒をみてくれる人を見つけようとすると言いました（しますか？）． それについて話してください． （親しい関係が終わると，ほとんどいつもこのように反応しましたか？）	7. 1つの親密な関係が終わったときに，自分を世話し支えてくれるもとになる別の関係を必死で求める． 2＝ほとんどの親しい関係が終わるときに，そう反応する	?　0　1　2	PD15
15. あなたは自分が1人残されて，自分で自分の面倒をみることになることを，とても心配していると言いました（ますか？）． どのようなことがあると，1人残されて自分の面倒をみることになると思うのですか？（その恐怖はどのくらい現実的ですか？） どのくらいそれを心配しますか？	8. 1人残されて，自分で自分の面倒をみることになるという恐怖に，非現実的なまでにとらわれている． 2＝過度で非現実的な心配	?　0　1　2	PD16
	少なくとも5つ(1-8)の基準が「2」と評価される	いいえ　はい ↓ 依存性パーソナリティ障害	PD17

?：不十分な情報　　0：ない，またはあてはまらない　　1：閾値以下　　2：閾値，またはあてはまる

強迫性パーソナリティ障害	強迫性パーソナリティ障害の基準		
	秩序，完璧主義，精神および対人関係の統制にとらわれ，柔軟性，開放性，効率性が犠牲にされる広範な様式で，成人期早期までに始まり，種々の状況で明らかになる．以下のうち4つ（またはそれ以上）によって示される．		
16. あなたは細かいこと，物の順序，組立て方を重視したり，一覧表や予定表をつくったりするのに多くの時間を費やすタイプだと言いました（ですか？）. それについて話してください． このようにするため多くの時間を費やすあまり，何をやり遂げようとしていたかを見失ってしまうことがありますか？（例えば，しなければならないことの一覧表づくりに多くの時間を費やしてしまい，そのことをやり遂げるための時間がなくなってしまう）	1. 活動の主要点が見失われるまでに，細目，規則，一覧表，順序，構成，または予定表にとらわれる． 2＝傾向を認め，少なくとも1つの例がある	？　0　1　2	PD18
17. あなたは物事を正確に正しくしようと多くの時間をかけすぎて，物事が終わらなくなると言いました（りますか？）. いくつか例をあげてください． （それはどのくらいよく起こりますか？）	2. 課題の達成を妨げるような完璧主義を示す（例：自分自身の過度に厳密な基準が満たされないという理由で，1つの計画を完成させることができない）． 2＝完璧主義のため，課題が終了できなかった，または終了がかなり遅れた例がいくつかある	？　0　1　2	PD19

？：不十分な情報　　0：ない，またはあてはまらない　　1：閾値以下　　2：閾値，またはあてはまる

18. あなたは仕事や生産的であることに非常にのめり込むと言いました（みますか？）． あなたは非常にのめり込むので，友人と過ごす時間をつくる，休暇に行く，または楽しみのためだけに何かをするということはめったにないですか？ （休みをとったときも，「時間の浪費」に耐えられないので，いつも仕事をもって行きますか？）	3. 娯楽や友人関係を犠牲にしてまで仕事と生産性に過剰にのめり込む（明白な経済的必要性では説明されない）． （注：一時的な仕事の要請では説明できない） 2＝傾向を認める，または他人にそう指摘された	?　0　1　2	PD20
19. あなたは物事の善悪に関して，とても厳しい基準をもっていると言いました（ますか？）． あなたの厳しい基準の例をいくつかあげてください． （法律には，それがどうであれ，文字通りに従いますか？　あなたは他人も規則に従うことにこだわりますか？　いくつか例をあげてください） **宗教的な例をあげる場合**：あなたは，あなたと同じ宗教観をもっている別の人よりも厳しいですか？	4. 道徳，倫理，または価値観についての事柄に，過度に誠実で良心的かつ融通がきかない（文化的または宗教的立場では説明されない）． 2＝自身や他人に堅く高い道徳的基準を守らせようとするいくつかの例	?　0　1　2	PD21
20. あなたはいつか役に立つかもしれないと，ものを捨てるのに困ったことがあると言いました（りますか？）． あなたが捨てられないものの例をいくつかあげてください（使い古した，または価値のないものは何ですか？）．	5. 感傷的な意味をもたなくなってでも，使い古した，または価値のない物を捨てることができない． 2＝使い古した，または価値のないもののいくつかの例	?　0　1　2	PD22

?：不十分な情報　　0：ない，またはあてはまらない　　1：閾値以下　　2：閾値，またはあてはまる

| SCID-5-PD | | 強迫性パーソナリティ障害 | | 17 |

21. あなたは自分の希望する通りの方法で物事をすることに同意してくれないと，他人と一緒に仕事をしたり，仕事を頼みたくないと言いました(ですか？). それについて話してください(それはよくあることですか？). (物事がきちんとできているかを確かめるために，結局自分自身ですることになることがよくありますか？)	6. 自分のやるやり方どおりに従わなければ，他人に仕事を任せることができない，または一緒に仕事をすることができない． 2＝傾向を認め，少なくとも1つの例がある	？ 0 1 2	PD23
22. あなたは自分自身や他人のためにお金を使いたくないと言いました(ですか？). なぜですか？(お金が本当に必要になる将来，お金が十分にないのを心配するからですか？ 何のためにお金が必要になるのでしょうか？) だれかに「けち」だとか「しみったれ」と言われたことがありますか？	7. 自分のためにも他人のためにもけちなお金の使い方をする．お金は将来の破局に備えて貯めこんでおくべきものと思っている． 2＝傾向を認め，少なくとも1つの例がある	？ 0 1 2	PD24
23. あなたは一度計画を立てたら，変更することが難しいと言いました(ですか？). それについて話してください． (あなたは物事が1つの「正しい」方法で行われ，他のだれかの考えで行うと問題が生じるか心配しますか？ それについて話してください)	8. 堅苦しさと頑固さを示す． 2＝傾向を認める，または他人にそう指摘された	？ 0 1 2	PD25

？：不十分な情報　　0：ない，またはあてはまらない　　1：閾値以下　　2：閾値，またはあてはまる

18 強迫性パーソナリティ障害 SCID-5-PD

24. あなたは頑固だと他人に言われたことがあると言いました（りますか？）．

それについて話してください．

少なくとも4つ(1-8)の基準が「2」と評価される   いいえ　はい   PD26

↓

強迫性パーソナリティ障害

?：不十分な情報　　0：ない，またはあてはまらない　　1：閾値以下　　2：閾値，またはあてはまる

SCID-5-PD   19

猜疑性パーソナリティ障害	猜疑性パーソナリティ障害の基準		
	A. 他人の動機を悪意あるものと解釈するといった，広範な不信と疑い深さが成人期早期までに始まり，種々の状況で明らかになる．以下のうち4つ（またはそれ以上）によって示される．		
25. あなたは他人が利用している，危害を加えている，または嘘をついていると感じることがよくあると言いました（りますか？）． どうしてそう思うのですか？	1. 十分な根拠もないのに，他人が自分を利用する，危害を与える，またはだますという疑いをもつ． 2 = 傾向を認め，少なくとも1つ例がある	? 0 1 2	PD27
26. あなたは他人を信じない，自分のことを話さない人だと言いました（ですか？）． あなたが自分の友人や同僚を信じていないからですか？　なぜあなたは彼らを信じないのですか？ それについて長い時間考えていますか？	2. 友人または仲間の誠実さや信頼を不当に疑い，それに心を奪われている． 2 = 友人や仲間の信頼や誠実さに心を奪われる特徴を認める	? 0 1 2	PD28
27. あなたは他人に悪く利用されることを恐れて，自分のことは人に教えないのが一番良いと思うと言いました（いますか？）． そう思ったのはいつでしたか？ それについて話してください．	3. 情報が自分に不利に用いられるという根拠のない恐れのために，他人に秘密を打ち明けたがらない． 2 = 傾向を認める	? 0 1 2	PD29
28. あなたは他人が言ったり行ったりすることで，脅しや侮辱を感じることがよくあると言いました（りますか？）． それについて話してください．	4. 悪意のない言葉や出来事の中に，自分をけなす，または脅す意味が隠されていると読む． 2 = 傾向を認め，悪意のない言葉や出来事を誤って解釈する少なくとも1つの例がある	? 0 1 2	PD30

?：不十分な情報　　0：ない，またはあてはまらない　　1：閾値以下　　2：閾値，またはあてはまる

29. あなたは自分を侮辱したり，軽蔑した人を恨み続け，または許すのに長い時間がかかると言いました（りますか？）． それについて話してください．	5. 恨みをいだき続ける（つまり，侮辱されたこと，傷つけられたこと，または軽蔑されたことを許さない）． 2＝傾向を認め，少なくとも1つの例がある	？　0　1　2	PD31
30. あなたはずっと以前に自分にされたり，言われたりしたことで許せない人が大勢いると言いました（ますか？）． それについて話してください．			
31. あなたはだれかに批判されたり侮辱されると，怒ったり，罵声を浴びせたりすることがよくあると言いました（りますか？）． いくつか例をあげてください． （他人はあなたがすぐに攻撃的になると言いますか？）	6. 自分の性格または評判に対して他人にはわからないような攻撃を感じ取り，すぐに怒って反応する，または逆襲する． 2＝傾向を認め，少なくとも1つの例がある	？　0　1　2	PD32
32. あなたは自分の配偶者やパートナーが浮気をしているのではないかと，ときどき疑ったことがあると言いました（りますか？）． それについて話してください． （どのような手がかりがあるのですか？　そのことで，あなたはどうしましたか？　あなたの考えは正しかったのですか？）	7. 配偶者または性的伴侶の貞節に対して，繰り返し道理に合わない疑念をもつ． 2＝何人かのパートナーについて，または1人のパートナーについて，何回か不当な疑いをいだいた．またはその傾向を認める	？　0　1　2	PD33

？：不十分な情報　　0：ない，またはあてはまらない　　1：閾値以下　　2：閾値，またはあてはまる

		いいえ　はい	PD34
	少なくとも4つ(A1-A7)の基準が「2」と評価される	↓ 統合失調型パーソナリティ障害(22頁)の評価に続く	

精神病性の障害の証拠がある場合：それはあなたが**精神病性障害の症状**があるときだけに起こりますか？

猜疑性パーソナリティ障害に似た症状を起こす，遷延性のアルコール過剰摂取または薬物使用の証拠がある場合：それはあなたが酔ったときかハイになったとき，あるいはアルコールや薬物をやめたときだけに起こりますか？

猜疑性パーソナリティ障害に似た症状を起こす，一般の医学的疾患の証拠がある場合：あなたは一般の医学的疾患の発症**前**にそのように感じましたか？

		いいえ　はい	PD35
	B. 統合失調症，「双極性障害または抑うつ障害，精神病性の特徴を伴う」，または他の精神病性障害の経過中にのみ起こるものではなく，他の医学的疾患の生理学的作用によるものでもない．	↓ 猜疑性パーソナリティ障害	

?：不十分な情報　　0：ない，またはあてはまらない　　1：閾値以下　　2：閾値，またはあてはまる

統合失調型パーソナリティ障害

統合失調型パーソナリティ障害の基準

A. 親密な関係では急に気楽でいられなくなること，そうした関係を形成する能力が足りないこと，および認知的または知覚的歪曲と風変わりな行動で特徴づけられる，社会的および対人関係的な欠陥の広範な様式で，成人期早期までに始まり，種々の状況で明らかになる．以下のうち5つ（またはそれ以上）によって示される．

33. あなたは外出して人々の中にいて，他人が話をしているのを見ると，自分のことを話しているように感じることがよくあると言いました（りますか？）．

    それについてもう少し話してください．

1. 関係念慮（関係妄想は含まない）． ? 0 1 2   PD36

   2＝いくつかの例がある

34. あなたは人々と一緒になると，見られていたり，見つめられているように感じることがよくあると言いました（りますか？）．

    それについてもう少し話してください．

35. あなたは歌詞や映画の中，またはテレビ放送の中の何かが，とりわけあなたに特別な意味があるように感じることがよくあると言いました（りますか？）．

    それについてもう少し話してください．

?：不十分な情報　　0：ない，またはあてはまらない　　1：閾値以下　　2：閾値，またはあてはまる

36. あなたは迷信深い人間だと言いました（ですか？）. あなたの迷信の中にはどのようなものがありますか？ あなたの言ったり行ったりすることにどのように影響しましたか？ このようなことをする別の人を知っていますか？ 37. あなたは何かを願ったり考えたりするだけで，そのことを引き起こすことができるかのように感じたことがあると言いました（りますか？）. それについて話してください. （それがあなたにどのように影響しましたか？） 38. あなたは個人的な超自然的体験があると言いました（りますか？）. それについて話してください. （それがあなたにどのように影響しましたか？） 39. あなたは自分には物事を知ったり予測できる「第六感」があると信じていると言いました（ますか？）. それについて話してください. （それがあなたにどのように影響しましたか？）	2. 行動に影響し，下位文化的規範に合わない奇異な信念，または魔術的思考（例：迷信深いこと，千里眼，テレパシー，または"第六感"を信じること；子どもおよび青年では，奇異な空想または思い込み）. 2＝行動に影響し，下位文化的規範に合わない，これらの現象のいくつかの例がある	?　0　1　2	PD37

?：不十分な情報　　0：ない，またはあてはまらない　　1：閾値以下　　2：閾値，またはあてはまる

40. あなたはすべてが非現実的であると感じたり，あなたが自分の身体や心から離れて感じたり，または自分自身の思考や動作を外部から見ている観察者のように感じたりすることがよくあると言いました（りますか？）. いくつか例をあげてください. （そのとき，酒を飲んでいたり，薬物を使っていましたか？）	3. 普通でない知覚体験，身体的錯覚も含む． 2＝薬物使用によらない，普通でない知覚体験のいくつかの例がある	？　０　１　２	PD38
41. あなたは他人に見えないものを見ることがよくあると言いました（りますか？）. いくつか例をあげてください. （そのとき，酒を飲んでいたり，薬物を使っていましたか？）			
42. あなたは自分の名前をささやく声をよく聞くと言いました（きますか？）. それについて話してください. （そのとき，酒を飲んでいたり，薬物を使っていましたか？）			
43. だれも見えないのに，だれかがそばにいるような感じや，何かの力がそばにあるような感じがしたことがあると言いました（りますか？）. それについてもう少し話してください. （そのとき，酒を飲んでいたり，薬物を使っていましたか？）			

？：不十分な情報　　０：ない，またはあてはまらない　　１：閾値以下　　２：閾値，またはあてはまる

面接中に観察される	4. 奇異な考え方と話し方(例：あいまい，まわりくどい，抽象的，細部にこだわりすぎ，紋切り型).	?　0　1　2	PD39
猜疑性パーソナリティ障害の基準A1, A2, A3, A4, A7のうち1つでも「2」と評価されたなら	5. 疑い深さ，または妄想様観念.	?　0　1　2	PD40
面接中に観察される	6. 不適切な，または収縮した感情.	?　0　1　2	PD41
面接中に観察される	7. 奇妙な，風変わりな，または特異な行動または外見.	?　0　1　2	PD42
44. あなたは近親の家族の他に，本当に親しい人はほとんどいないと言いました(ませんか？). 親しい友人は何人いますか？	8. 第一度親族以外には，親しい友人または信頼できる人がいない. 2＝親しい友人がいない(第一度親族以外)	?　0　1　2	PD43
45. あなたはあまりよく知らない人と一緒にいると，しばしば神経質になると言いました(りますか？).どのようなことに神経質になるのですか？ 拒絶されたり批判されたりというより，何かだまされたり危害を加えられたりすることを心配しているのですか？ (少々知り合ったあとでも，不安になりますか？)	9. 過剰な社交不安があり，それは慣れによって軽減せず，また自己卑下的な判断よりも妄想的恐怖を伴う傾向がある. 2＝他人の動機に関する疑念と関連した過剰な不安を認め，慣れによって軽減しない	?　0　1　2	PD44

?：不十分な情報　　0：ない，またはあてはまらない　　1：閾値以下　　2：閾値，またはあてはまる

	少なくとも5つ(A1-A9)の基準が「2」と評価される	いいえ　はい ↓ シゾイドパーソナリティ障害(27頁)の評価に続く	PD45
精神病性の障害の証拠がある場合：それはあなたが**精神病性障害の症状**があるときだけに起こりますか？ 統合失調型パーソナリティ障害に似た症状を起こす，遷延性のアルコール過剰摂取または薬物使用の証拠がある場合：それはあなたが酔ったときかハイになったとき，あるいはアルコールや薬物をやめたときだけに起こりますか？ 統合失調型パーソナリティ障害に似た症状を起こす，一般の医学的疾患の証拠がある場合：あなたは一般の医学的疾患の発症前にそのように感じましたか？	B．統合失調症，「双極性障害または抑うつ障害，精神病性の特徴を伴う」，他の精神病性障害，または自閉スペクトラム症の経過中にのみ起こるものではない． (注：以前に，自閉スペクトラム症の診断がある場合，この基準は「いいえ」と評価されるべきである)	いいえ　はい ↓ 統合失調型パーソナリティ障害	PD46

?：不十分な情報　　0：ない，またはあてはまらない　　1：閾値以下　　2：閾値，またはあてはまる

SCID-5-PD

シゾイドパーソナリティ障害	シゾイドパーソナリティ障害の基準			
	A. 社会的関係からの離脱，対人関係場面での情動表現の範囲の限定などの広範な様式で，成人期早期までに始まり，種々の状況で明らかになる．以下のうち4つ（またはそれ以上）によって示される．			
46. あなたは友人や恋愛関係をもっていること，または家族とかかわることは重要ではないと言いました（ですか？）． それについてもう少し話してください．	1. 家族の一員であることを含めて，親密な関係をもちたいと思わない，またはそれを楽しいと感じない． 2＝傾向を認める	?	0 1 2	PD47
47. あなたは何かをするときに，他人とするより，ほとんどいつも1人ですると言いました（しますか？）． （それは仕事でも暇のあるときでもそうですか？）	2. ほとんどいつも孤立した行動を選択する． 2＝傾向を認める	?	0 1 2	PD48
48. あなたは他人と性体験をもつことに対する興味がほとんどないか，まったくないと言いました（ですか？）． それについてもう少し話してください．	3. 他人と性体験をもつことに対する興味が，もしあったとしても，少ししかない． 2＝傾向を認める	?	0 1 2	PD49
49. あなたは喜びを感じるようなことが実際はほとんどないと言いました（ですか？）． それについて話してください． （美味しい食事を食べるとか，セックスをするような生理的なことはどうですか？）	4. 喜びを感じられるような活動が，もしあったとしても，少ししかない． （注：喜びの欠如は特に感覚的，身体的，および対人関係的体験について適用すること） 2＝傾向を認める	?	0 1 2	PD50

?：不十分な情報　　0：ない，またはあてはまらない　　1：閾値以下　　2：閾値，またはあてはまる

統合失調型パーソナリティ障害の基準 A8 で既に評価されている．もし事前に評価されていなければ，SCID-5-SPQ の質問 44 に対応した以下の質問を使用すること． あなたは近親の家族の他に，本当に親しい人はほとんどいないと言いました（ませんか？）． 親しい友人は何人いますか？	5．第一度親族以外には，親しい友人または信頼できる友人がいない． 　2 = 第一度親族以外には親しい友人がいない	？　0　1　2	PD51
50．あなたは人があなたをどう思っているかは，どうでも良いと言いました（ですか？）． 他人があなたを誉めたり批判したりしたらどう感じますか？	6．他人の賞賛や批判に対して無関心に見える． 　2 = 賞賛や批判に対する無関心を主張する	？　0　1　2	PD52
51．あなたは非常に怒ったり，または喜びを感じたりするような強い感情がほとんどないと言いました（ですか？）． それについてもう少し話してください． **面接中の行動も考慮すること**	7．情動的冷淡さ，離脱，または平板な感情状態を示す． 　2 = 気分障害の期間のみに起こるものではない	？　0　1　2	PD53

？：不十分な情報　　0：ない，またはあてはまらない　　1：閾値以下　　2：閾値，またはあてはまる

	少なくとも4つ（A1–A7）の基準が「2」と評価される	いいえ　はい ↓ 演技性パーソナリティ障害(30頁)の評価に続く	PD54
精神病性の障害の証拠がある場合：それはあなたが精神病性障害の症状があるときだけに起こりますか？ シゾイドパーソナリティ障害に似た症状を起こす，遷延性のアルコール過剰摂取または薬物使用の証拠がある場合：それはあなたが酔ったときかハイになったとき，あるいはアルコールや薬物をやめたときだけに起こりますか？ シゾイドパーソナリティ障害に似た症状を起こす，一般の医学的疾患の証拠がある場合：あなたは一般の医学的疾患の発症前にそのように感じましたか？	B. 統合失調症，「双極性障害または抑うつ障害，精神病性の特徴を伴う」，他の精神病性障害，または自閉スペクトラム症の経過中にのみ起こるものではなく，他の医学的疾患の生理学的作用によるものでもない． （注：以前に，自閉スペクトラム症の診断がある場合，この基準は「いいえ」と評価されるべきである）	いいえ　はい ↓ シゾイドパーソナリティ障害	PD55

?：不十分な情報　　0：ない，またはあてはまらない　　1：閾値以下　　2：閾値，またはあてはまる

演技性パーソナリティ障害	演技性パーソナリティ障害の基準					
	過度な情動性と人の注意を引こうとする広範な様式で，成人期早期までに始まり，種々の状況で明らかになる．以下のうち5つ（またはそれ以上）によって示される．					
52. あなたは人の注目の的になることが好きだと言いました（ですか？）． そうでないときはどう思いますか？（楽しくないですか？）	1. 自分が注目の的になっていない状況では楽しくない． 2＝注目の的でないと不快に感じる	?	0	1	2	PD56
53. あなたは異性の気を引く傾向があると言いました（りますか？）． そのことでだれかに苦情を言われたことがありますか？ **面接中の行動も考慮すること**	2. 他者との交流は，しばしば不適切なほど性的に誘惑的な，または挑発的な行動によって特徴づけられる． 2＝苦情を言われたことがある，不適切な行動を述べる，または不適切に誘惑的であると観察される	?	0	1	2	PD57
54. あなたは自分が人々を「誘っている」と思うことがよくあると言いました（りますか？）． それについて話してください． **面接中の行動も考慮すること** **面接中に観察される**	3. 浅薄ですばやく変化する情動表出を示す．	?	0	1	2	PD58

?：不十分な情報　　0：ない，またはあてはまらない　　1：閾値以下　　2：閾値，またはあてはまる

| SCID-5-PD | 演技性パーソナリティ障害 | | | 31 |

55. あなたは服装や外見で自分に対する関心を引こうとすると言いました（しますか？）． どのようなことをするのかを言ってください． ほとんどいつもそのようなことをするのですか？ **面接中に観察される**	4. 自分への関心を引くために身体的外見を一貫して用いる． 2＝例があり，行動がほとんどの場合に起こることを認める	？ 0 1 2	PD59
	5. 過度に印象的だが内容がない話し方をする．	？ 0 1 2	PD60
56. あなたは行動や話し方にたいへん劇的になる傾向があると言いました（りますか？）． それについて話してください． （だれかに「大げさに反応する人」と呼ばれたことがありますか？） **面接中の行動も考慮すること**	6. 自己演劇化，芝居がかった態度，誇張した情動表現を示す． 2＝傾向を認め，少なくとも1つの例がある	？ 0 1 2	PD61
57. 例えば，悲しい話を聞いたときにすすり泣いてしまうように，あなたは他のほとんどの人より情緒的だと言いました（ですか？）． それについて話してください．			
58. あなたは一緒にいる人や本で読んだりテレビで見たばかりのことに影響されて，自分の考えを変えてしまうことがよくあると言いました（りますか？）． それについて話してください．	7. 被暗示的（すなわち，他人または環境の影響を受けやすい）． 2＝傾向を認め，少なくとも1つの例がある	？ 0 1 2	PD62

？：不十分な情報　　0：ない，またはあてはまらない　　1：閾値以下　　2：閾値，またはあてはまる

59. あなたは水道業者，車の整備士，また医師のようなサービスを提供する人でさえ，良い友人だと感じると言いました（ますか？）．

それについて話してください | 8. 対人関係を実際以上に親密なものと思っている．

2＝いくつかの例がある

少なくとも5つ(1-8)の基準が「2」と評価される | ？　０　１　２

いいえ　はい
　　　↓
演技性パーソナリティ障害 | PD63

PD64 |

?：不十分な情報　　0：ない，またはあてはまらない　　1：閾値以下　　2：閾値，またはあてはまる

SCID-5-PD

自己愛性パーソナリティ障害	自己愛性パーソナティ障害の基準			
	誇大性(空想または行動における),賛美されたい欲求,共感の欠如の広範な様式で,成人期早期までに始まり,種々の状況で明らかになる.以下のうち5つ(またはそれ以上)によって示される.			
60. あなたは他のほとんどの人と比べ,より重要で,より才能があり,より成功すると言いました(しますか?). それについて話してください.	1. 自分が重要であるという誇大な感覚(例:業績や才能を誇張する,十分な業績がないにもかかわらず優れていると認められることを期待する). 2=少なくとも1つの誇大性の例	? 0 1 2		PD65
61. あなたは自分のことを高く思い込みすぎていると人に言われると言いました(ますか?). その例をいくつかあげてください.				
62. あなたはいつかは自分のものになると期待する権力,成功,承認について考えてばかりだと言いました(いますか?). それについてもう少し話してください(どのくらいの時間,そういうことを考えるのですか?).	2. 限りない成功,権力,才気,美しさ,あるいは理想的な愛の空想にとらわれている. 2=白昼夢や非現実的な目標の追求のために多くの時間を費やす	? 0 1 2		PD66
63. あなたはいつかは自分のものになるという究極の恋愛のことを考えてばかりだと言いました(いますか?). それについてもう少し話してください(どのくらいの時間,そういうことを考えるのですか?).				

?:不十分な情報　　0:ない,またはあてはまらない　　1:閾値以下　　2:閾値,またはあてはまる

64. あなたは何か問題が生じたときには，一番地位の高い人に会うことを，ほとんどいつも求めると言いました（ますか？）． いくつか例をあげてください． （なぜ一番地位の高い人と会う必要があるのですか？　あなたが独特あるいは特別だからですか？　どのような方法で会うのですか？）	3. 自分が"特別"であり，独特であり，他の特別なまたは地位の高い人達（または団体）だけが理解しうる，または関係があるべきだ，と信じている． 2＝その人が特別であるか独特であることを認め，少なくとも1つの例がある	？　0　1　2	PD67
65. あなたは重要な，または影響力のある人たちと時間を過ごすようにすると言いました（していますか？）． それはなぜですか？（あなたが非常に特別あるいは独特なので，そうでない人とは時間を過ごせないからですか？）			
66. あなたにとって，何らかの形で他人に注目されたり，賞賛されることが重要だと言いました（ですか？）． それについてもう少し話してください．	4. 過剰な賛美を求める． 2＝傾向を認め，少なくとも1つの例がある	？　0　1　2	PD68
67. あなたは特別な取り計らいに値するような人である，他人はあなたの望むことを自動的にするべきであると言いました（感じますか？）． それについて話してください．	5. 特権意識(つまり，特別有利な取り計らい，または自分が期待すれば相手が自動的に従うことを理由もなく期待する)． 2＝いくつかの例がある	？　0　1　2	PD69

？：不十分な情報　　0：ない，またはあてはまらない　　1：閾値以下　　2：閾値，またはあてはまる

68. 他人の要求より自分の要求の方がたいてい優先されるべきだと言いました（ですか？）．	6. 対人関係で相手を不当に利用する（すなわち，自分自身の目的を達成するために他人を利用する）．	?　0　1　2	PD70
それがどのようなときなのか，いくつか例をあげてください．	2＝他人が不当に利用された，いくつかの例がある		
69. あなたは他人から人を利用すると苦情を言われたことがあると言いました（りますか？）．			
それについて話してください．			
70. あなたは一般的に，他人の欲求や気持ちは，本当は自分の問題ではないと感じると言いました（ますか？）．	7. 共感の欠如：他人の気持ちおよび欲求を認識しようとしない，またはそれに気づこうとしない．	?　0　1　2	PD71
それについて話してください．	2＝傾向を認めるか，いくつかの例がある		
71. あなたは他人の問題はしばしば退屈だと思うと言いました（いますか？）．			
それについて話してください．			
72. あなたは人の言うことを聞かない，人の気持ちを考えないと苦情を言われたことがあると言いました（りますか？）．			
それについて話してください．			

?：不十分な情報　　0：ない，またはあてはまらない　　1：閾値以下　　2：閾値，またはあてはまる

質問	基準	評価	コード
73. あなたはだれか成功している人を見ると，彼らより自分の方がそれに値していると感じると言いました（ますか？）． いくつか例をあげてください（そう感じるのはどのくらいの頻度ですか？）．	8. しばしば他人に嫉妬する，または他人が自分に嫉妬していると思い込む． 2＝傾向を認め，少なくとも1つの例がある	? 0 1 2	PD72
74. あなたは他人にねたまれているとよく感じると言いました（ますか？）． あなたの何をねたむのですか？			
75. あなたの時間や注意を向ける価値のある人はほとんどいないと思うと言いました（いますか？）． それについて話してください． **面接中の行動も考慮すること**	9. 尊大で傲慢な行動，または態度． 2＝傾向を認めるか，または面接中に観察される	? 0 1 2	PD73
76. あなたは他人に「気位が高く力強い」または傲慢であると苦情を言われたことがあると言いました（りますか？）． それについて話してください．			
	少なくとも5つ(1-9)の基準が「2」と評価される	いいえ　はい ↓ 自己愛性パーソナリティ障害	PD74

?：不十分な情報　　0：ない，またはあてはまらない　　1：閾値以下　　2：閾値，またはあてはまる

境界性パーソナリティ障害	境界性パーソナリティ障害の基準		
	対人関係，自己像，感情などの不安定性および著しい衝動性の広範な様式で，成人期早期までに始まり，種々の状況で明らかになる．以下のうち5つ(またはそれ以上)によって示される．		
77. あなたは本当に大事にしていた人が去ってしまうことを考えて，ひどく取り乱したことがあると言いました(りますか？)． そのときあなたは何をしましたか？(相手を脅したり，嘆願したりしましたか？) それはどのくらいの頻度で起こりましたか？	1. 現実に，または想像の中で，見捨てられることを避けようとするなりふりかまわない努力． (注：基準5で取り上げられる自殺行為または自傷行為は含めないこと) 2＝いくつかの例がある	?　0　1　2	PD75
78. あなたが本当に大事にしている人との関係は，極端に良かったり悪かったりすることが何度もあると言いました(りますか？)． それについて話してください． (彼らを完璧である，あなたが望むすべてであると思ったときがあったり，他のときには，彼らがひどい人だと思ったことがありましたか？　そのような人間関係は何回くらいありましたか？)	2. 理想化とこき下ろしとの両極端を揺れ動くことによって特徴づけられる，不安定で激しい対人関係の様式． 2＝1つの長く続いた関係またはいくつかの短い関係の中で，少なくとも2回両極端を揺れ動く型があったこと	?　0　1　2	PD76

?：不十分な情報　　0：ない，またはあてはまらない　　1：閾値以下　　2：閾値，またはあてはまる

79. あなたは自分がどういう人間なのかという考えが劇的に変わることがよくあると言いました（りますか？）. それについてもう少し話してください.	3. 同一性の混乱：著明で持続的に不安定な自己像または自己意識. （注：青年期における正常な不確実性を含めないこと） 2＝傾向を認める	？　0　1　2　　PD77
80. あなたは相手や状況が変わると自分も変わるので，ときどき自分が本当はどういう人間かわからなくなることがあると言いました（りますか？）. いくつか例をあげてください（よくそう感じますか？）.		
81. あなたは人生の目標，職業上の計画，宗教的な信念などが突然何回も変わったと言いました（りましたか？）. それについてもう少し話してください.		
82. あなたは友人の種類，または性同一性が突然何回も変わったと言いました（りましたか？）. それについてもう少し話してください.		

?：不十分な情報　　0：ない，またはあてはまらない　　1：閾値以下　　2：閾値，またはあてはまる

83. あなたは衝動的に物事をしたことがよくあると言いました（りますか？）. それはどのようなことですか？ （使えるお金以上のものを買ったり，見ず知らずの人とセックスをしたり，あるいは「危険なセックス」をしたり，すごく酒を飲みすぎたり，あるいは薬物に手を出したり，危険な運転をしたり，過食をしたりしたことはありますか？） **もし今言った例で1つでもあった場合**：それについて話してください．それはよくあったことですか？	4. 自己を傷つける可能性のある衝動性で，少なくとも2つの領域にわたるもの（例：浪費，性行為，物質乱用，無謀な運転，過食）． （注：基準5で取り上げられる自殺行為または自傷行為は含めないこと） 2＝衝動的な行動パターンを示すいくつかの例（必ずしも上記の例だけに限らない）	？　0　1　2	PD78
84. あなたは自分を傷つけようとしたり，自殺しようとしたり，自殺をすると脅したりしたことがあると言いました（りますか？）. 「はい」の場合：最後にそれをしたのはいつですか？ 85. あなたは自分の身体をわざと切ったり，やけどしたり，ひっかいたりしたことがあると言いました（りますか？）. それについて話してください．	5. 自殺の行動，そぶり，脅し，または自傷行為の繰り返し． 2＝2回以上の行為（うつ病エピソード中ではないとき） （注：現在の自殺念慮，自殺企図，または自殺行為は，臨床家によって完全に評価されるべきであり，また必要であれば，その対応をとるべきである）	？　0　1　2	PD79

?：不十分な情報　　0：ない，またはあてはまらない　　1：閾値以下　　2：閾値，またはあてはまる

86. あなたは1日のうちでも，生活の中で何が起こっているかによって，急に気分が変わってしまうことがよくあると言いました（りますか？）． それについて話してください．どのようなことで気分が変わるのですか？ 典型的には，どのくらいの時間「いやな」気分が続くのですか？	6. 顕著な気分反応性による感情の不安定性（例：通常は2〜3時間持続し，2〜3日以上持続することはまれな，エピソード的に起こる強い不快気分，いらだたしさ，または不安）． 2＝傾向を認める	？ 0 1 2	PD80
87. あなたはしばしば心の中が空虚に感じると言いました（ますか？）． それについてもう少し話してください．	7. 慢性的な空虚感． 2＝傾向を認める	？ 0 1 2	PD81
88. あなたは激しいかんしゃくを起こしたり，怒って自制心を失うことがよくあると言いました（りますか？）． いくつか例をあげてください． 89. あなたは怒ると人をたたいたり，ものを投げたりすると言いました（しますか？）． いくつか例をあげてください． （よくそうなるのですか？） 90. あなたはささいなことでもひどく腹を立ててしまうと言いました（いますか？）． いくつか例をあげてください． （よくそうなるのですか？）	8. 不適切で激しい怒り，または怒りの制御の困難（例：しばしばかんしゃくを起こす，いつも怒っている，取っ組み合いの喧嘩を繰り返す）． 2＝傾向を認め，少なくとも1つの例がある，またはいくつかの例がある	？ 0 1 2	PD82

？：不十分な情報　　0：ない，またはあてはまらない　　1：閾値以下　　2：閾値，またはあてはまる

91. あなたは非常に動転すると，他人を疑ったり，自分の身体から分離したように感じたり，または物事が現実的に感じられなくなると言いました（りますか？）. それはどのような状況で起こりますか？	9. 一過性のストレス関連性の妄想様観念または重篤な解離症状． 2＝精神病性障害や精神病性の特徴を伴う気分障害の経過中にだけ起こるものではなく，ストレスに関連したいくつかの例がある	？　０　１　２	PD83
	少なくとも5つ(1-9)の基準が「2」と評価される	いいえ　はい ↓ 境界性パーソナリティ障害	PD84

？：不十分な情報　　０：ない，またはあてはまらない　　１：閾値以下　　２：閾値，またはあてはまる

反社会性パーソナリティ障害	反社会性パーソナリティ障害の基準		
	B. その人は少なくとも18歳以上である.	いいえ　はい	PD85
(注：どの基準も「2」と評価されるためには，その行動が統合失調症，または双極性障害の経過中にのみ起こるべきではない)	C. 少なくとも次の2つで示される，15歳以前に発症した素行症の証拠がある.		
92. あなたは15歳になる前に，他の子どもをいじめ，脅迫し，怖がらせたことがあると言いました（りますか？）. いくつか例をあげてください. 何回くらいありましたか？	1. (15歳以前に) しばしば他人をいじめ，脅迫し，または威嚇した.	?　0　1　2	PD86
93. あなたは15歳になる前に，喧嘩を始めたことがあると言いました（りますか？）. いくつか例をあげてください. 何回くらいありましたか？	2. (15歳以前に) しばしば取っ組み合いの喧嘩を始めた.	?　0　1　2	PD87
94. あなたは15歳になる前に，バット，煉瓦，割れた瓶，ナイフ，銃などの凶器を使って，他人を傷つけたり，脅迫したりしたことがあると言いました（りますか？）. それについて話してください.	3. (15歳以前に) 他人に重大な身体的危害を与えるような凶器を使用したことがある（例：バット，煉瓦，割れた瓶，ナイフ，銃）.	?　0　1　2	PD88
95. あなたは15歳になる前に，他人に身体の痛みや苦痛を与える残酷なことをしたことがあると言いました（りますか？）. 何をしたのですか？	4. (15歳以前に) 人に対して身体的に残酷であった.	?　0　1　2	PD89

?：不十分な情報　　0：ない，またはあてはまらない　　1：閾値以下　　2：閾値，またはあてはまる

#				
96. あなたは15歳になる前に，わざと動物を傷つけたことがあると言いました（りますか？）. 何をしたのですか？	5.（15歳以前に）動物に対して身体的に残酷であった．	? 0 1 2	PD90
97. あなたは15歳になる前に，人を脅迫して，襲いかかる強盗，ひったくり，強奪をしたことがあると言いました（力ずくで奪ったりしたことがありますか？）. それについて話してください．	6.（15歳以前に）被害者の面前での盗みをしたことがある（例：人に襲いかかる強盗，ひったくり，強奪，凶器を使っての強盗）．	? 0 1 2	PD91
98. あなたは15歳になる前に，他人に性的なことを強制したことがあると言いました（りますか？）. それについて話してください．	7.（15歳以前に）性行為を強いたことがある．	? 0 1 2	PD92
99. あなたは15歳になる前に，放火をしたことがあると言いました（りますか？）. それについて話してください． 重大な損害を与えようとしたのですか？	8.（15歳以前に）重大な損害を与えるために故意に放火をしたことがある．	? 0 1 2	PD93
100. あなたは15歳になる前に，自分のものではないものをわざと壊したことがあると言いました（りますか？）. 何を壊したのですか？	9.（15歳以前に）故意に他人の所有物を破壊したことがある（放火以外で）．	? 0 1 2	PD94
101. あなたは15歳になる前に，他人の家や建造物，車に侵入したことがあると言いました（りますか？）. それについて話してください．	10.（15歳以前に）他人の住居，建造物，または車に侵入したことがある．	? 0 1 2	PD95

?：不十分な情報　　0：ない，またはあてはまらない　　1：閾値以下　　2：閾値，またはあてはまる

102. あなたは15歳になる前に，自分が欲しいものをえるため，または何かすることから逃れるために，頻繁に他人に嘘をついたり，だましたりしたことがあると言いました(りますか？). いくつか例をあげてください． 何回くらいそうしましたか？	11. (15歳以前に)ものまたは好意をえたり，または義務を逃れるためしばしば嘘をついた(例：他人をだます)．	? 0 1 2	PD96
103. あなたは15歳になる前に，ときどきものを盗んだり，万引きしたり，金銭目的でだれかのサインを偽造したことがあると言いました(りますか？). いくつか例をあげてください．	12. (15歳以前に)被害者の面前ではなく，多少価値のある物品を盗んだことがある(例：万引，ただし破壊や侵入のないもの，文書偽造)．	? 0 1 2	PD97
104. あなたは15歳になる前に，家を空けたことがあると言いました(りますか？). 2回以上ありましたか？ (当時はだれと一緒に住んでいたのですか？)	13. (15歳以前に)親または親代わりの人の家に住んでいるあいだに，一晩中，家を空けたことが少なくとも2回，または長期にわたって家に帰らないことが1回あった．	? 0 1 2	PD98
105. あなたは13歳になる前に，家に戻る時間を過ぎて，たいへん遅くまで外出したままだったことがよくあると言いました(りましたか？). 何回くらいありましたか？	14. (13歳以前に)親の禁止にもかかわらず，しばしば夜間に外出した．	? 0 1 2	PD99
106. あなたは13歳になる前に，よく学校をさぼったと言いました(りましたか？). 何回くらいありましたか？	15. (13歳以前に)しばしば学校を怠けた．	? 0 1 2	PD100

?：不十分な情報　　0：ない，またはあてはまらない　　1：閾値以下　　2：閾値，またはあてはまる

SCID-5-PD 反社会性パーソナリティ障害 45

少なくとも2つ(C1-C15)の素行症の基準が「2」と評価される(すなわち「いくつかの素行症の症状がある」)

いいえ　はい　PD101

反社会性パーソナリティ障害の基準Cを満たす(いくつかの素行症の症状がある)
次頁に進む

「他の特定されるパーソナリティ障害」(50頁)に進む

?：不十分な情報　　0：ない, またはあてはまらない　　1：閾値以下　　2：閾値, またはあてはまる

反社会性パーソナリティ障害

(注：どの基準も「2」と評価されるためには，その行動が統合失調症，または双極性障害の経過中にのみ起こるべきではない)	A. 他人の権利を無視し侵害する広範な様式で，15歳以降起こっており，以下のうち3つ（またはそれ以上）によって示される．		
これからあなたが15歳になってからのことを聞きます．			
たとえ逮捕されなかった場合でも，法律に違反することをしたことがありますか？ 例えば，盗み，なりすまし，無効の小切手を切る，あるいは売春などをしたことがありますか？	1. 法にかなった行動という点で社会的規範に適合しないこと．これは逮捕の原因になる行為を繰り返し行うことで示される． 2＝いくつかの例がある	？ 0 1 2	PD102
すべて「いいえ」の場合：何かで逮捕されたことはありますか？			
欲しいものを手に入れるため，ただ面白いというためによく嘘をつきますか？ 偽名を使ったり，他人になりすましたことがありますか？ 何か手に入れるために他人をだましたことがありますか？	2. 虚偽性．これは繰り返し嘘をつくこと，偽名を使うこと，または自分の利益や快楽のために人をだますことによって示される． 2＝いくつかの例がある	？ 0 1 2	PD103
でき心で，自分または他人にどのような影響があるかを考えずに行動することがよくありますか？ それについて話してください．それはどのようなことですか？ 次の仕事がないのに，仕事をやめたことがありますか？（何回くらいありましたか？） 他に住む場所もないのに，引っ越したことがありますか？ それについて話してください．	3. 衝動性，または将来の計画を立てられないこと． 2＝いくつかの例がある	？ 0 1 2	PD104

？：不十分な情報　　0：ない，またはあてはまらない　　1：閾値以下　　2：閾値，またはあてはまる

喧嘩をしたことがありますか？（何回くらいありましたか？） あなたは怒って他人（**配偶者やパートナーを含む**）をなぐったり，ものを投げつけたりしたことがありますか？（何回くらいありましたか？） 子どもをひどくなぐったことがありますか？　それについて話してください． だれかの身体を痛めつけたり，傷つけたことがありますか？　それについて話してください（何回くらいありましたか？）．	4. 易怒性および攻撃性．これは身体的な喧嘩または暴力を繰り返すことによって示される． 　2＝いくつかの例がある	?　0　1　2	PD105
飲酒したりハイな状態になって車を運転したことがありますか？ 何回スピード違反の切符を切られたり，または車の事故を起こしましたか？ よく知らない人とセックスをするときは，いつも避妊や感染予防をしますか？ （自分が世話をするはずの子どもを，よくそのような危険な目に遭わせると人に言われたことがありますか？）	5. 自分または他人の安全を考えない無謀さ． 　2＝いくつかの例がある	?　0　1　2	PD106

?：不十分な情報　　0：ない，またはあてはまらない　　1：閾値以下　　2：閾値，またはあてはまる

最近5年間に,仕事をしていなかった期間はどのくらいありますか？ **長期間の場合**：なぜですか？（仕事がなかったのですか？） 仕事をしていたとき，ミスが多かったですか？ 　「はい」の場合：なぜですか？ 金を借りたのに返さなかったことがありますか？（何回くらいですか？） 子どもの養育費を払わない，または子どもやあなたに頼っている人にお金を渡さなかったことがありますか？	6. 一貫して無責任であること．これは仕事を安定して続けられない，または経済的な義務を果たさない，ということを繰り返すことによって示される． 2＝いくつかの例がある	？　0　1　2	PD107
反社会的行為の証拠はあるが良心の呵責があるかどうか不明な場合：反社会的行為についてどのように感じていますか？ （あなたのした行為に何か悪い点があったと考えますか？） あなたは**反社会的行為**が正当なものであったと思いますか？ （他人がそれに値すると思いますか？）	7. 良心の呵責の欠如．これは他人を傷つけたり，いじめたり，または他人のものを盗んだりしたことに無関心であったり，それを正当化したりすることによって示される． 2＝いくつかの反社会的行為について良心の呵責が欠如している	？　0　1　2	PD108

？：不十分な情報　　0：ない，またはあてはまらない　　1：閾値以下　　2：閾値，またはあてはまる

SCID-5-PD　　　　反社会性パーソナリティ障害　　　　49

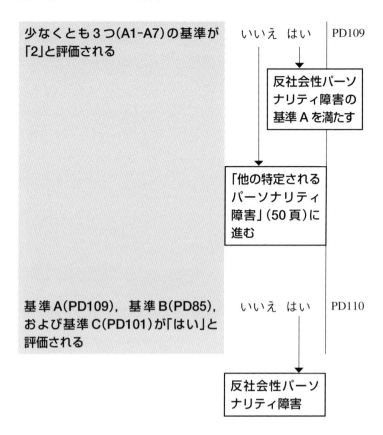

?：不十分な情報　　0：ない，またはあてはまらない　　1：閾値以下　　2：閾値，またはあてはまる

他の特定されるパーソナリティ障害

他の特定されるパーソナリティ障害の基準		
パーソナリティ障害に特徴的な症状が優勢であるが，パーソナリティ障害群の診断分類のどの障害の基準も完全には満たさない場合の症状の現れ．	いいえ　はい	PD111

↓（いいえ）

SCID-5-PD の終了．1頁の診断サマリースコアシートに記載すること

そのことがどのような問題の原因になりましたか？

それが他人との人間関係または相互関係に影響しましたか？

あなたの家族，恋人または友人はどうですか？

そのことがあなたの仕事や学業に影響しましたか？

そのことが他人にどのような迷惑をかけましたか？

その症状は，臨床的に意味のある苦痛，または社会的，職業的，または他の重要な領域における機能の障害を引き起こしている．	いいえ　はい

↓（はい）

他の特定されるパーソナリティ障害

↓

SCID-5-PD の終了．1頁の診断サマリースコアシートに記載すること

？：不十分な情報　　0：ない，またはあてはまらない　　1：閾値以下　　2：閾値，またはあてはまる